吃到饱减肥：
杜坎纤食瘦身法

Je ne sais pas maigrir ♥

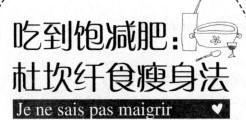

[法] 皮埃尔·杜坎 著

陈丽卿 李毓真 译

上海文艺出版社

复旦大学出版社

图书在版编目（CIP）数据

吃到饱减肥：杜坎纤食瘦身法 /（法）皮埃尔·杜坎著；陈丽卿，李毓真译. -- 上海：复旦大学出版社：上海文艺出版社, 2018.6
ISBN 978-7-309-13636-4

Ⅰ. ①吃... Ⅱ. ①皮... ②陈...③李... Ⅲ. ①减肥－食物疗法 Ⅳ. ①R247.1

中国版本图书馆CIP数据核字（2018）第082881号

著作权合同登记：图字09-2018-378
Pierre Dukan
Je ne Sais Pas Maigrir
Copyright©Dr Pierre Dukan 2017

策划编辑：何家炜 郁梦非
责任编辑：林 琳 毛静彦
封面设计：汪佳诗

吃到饱减肥：杜坎纤食瘦身法
（法）皮埃尔·杜坎 著
陈丽卿、李毓真 译
上海文艺出版社 复旦大学出版社 出版发行
地址：上海市绍兴路74号
电子邮箱：cslcm@public1.sta.net.cn
网址：www.slcm.com
新华书店 经销 宁波市大港印务有限公司
开本890*1240 1/32 印张8.25 字数174,000
2018年6月第1版 2020年12月第8次印刷
ISBN 978-7-309-13636-4 定价：35.00元

我对中国的情愫

到目前为止，我在生活中一直感到很幸福。我想，可以说我是在十二岁的时候就成了医生的。那年我母亲让我在一块牛排上学习打针，从而让我摆脱了针扎的梦魇。母亲用灵光一闪的母爱将我引入了幸福的轨道，将我儿时的恐惧变成了光辉信念。我当时便放弃了所有孩童的玩具，转而选择了一个小小的黑皮药箱，里面放着我的宝贝：硼硅酸玻璃的针管和钢制的针头。我每天早上都会给这个黑色的小箱子打蜡，把它当成神物。一有人叫我，我便自豪而严肃地跑去给人"打针"，同时学着如何不把人扎痛。我很快便发现了我生活的主线，那就是在给别人治病的同时所体会到的那种奇妙的乐趣，以及这种乐趣让我充满幸福感的神奇力量。

在我还是一名年轻医生的时候，一次偶然的机遇，让我从某个需要减肥的肉食爱好者那里得到灵感，这成为了我人生的转折点。这一灵感逐渐变成了我的激情，我的追求，进而成为了我的使命。今天，这一切又指引我带着我的这本书来到你们面前。这本书凝结了我四十年来的钻研成果。我把它带给你们，希望你们喜欢。

今天，当我回望既往，我注意到作为一个营养医师，我四十年的职业生涯恰恰与人们体重超标危机的发展历程相吻合。我很早便认识到体重超标问题是与人们的消费文化联系在一起的，并随着消费文化的变迁而变得越来越严重。在一代人的时间里，中国出现了3亿体重超标的人，所以你们是这一问题的最好的见证。

从我与肥胖症病人和体重超标人士的早期接触开始，我就认清了单纯地限制卡路里的摄入绝不是解决问题的办法。早在我二十五岁的时候，通过与患者持续而具体的互动交流，以开拓的精神为指引，运用巧妙的方法，结合极大的耐心和恒心，创立了我自己的四段式瘦身法。在这一方法建立的过程中，我注意到我的四段瘦身法与常规减肥法之间有着极大的区别。我的方法起效更快，更加简单，更加吸引人，结果使得更多的客户来找我，让我应接不暇。

我是医生，知道体重超标对健康的潜在威胁，我认为我有使命将我的方法公之于众，以书的形式让医界同僚们，尤其是让广大的公众可以从中受益。在随后的几年时间里，在没有做过任何市场推广和宣传，更没有打过任何广告的情况之下，这本书受到了人们极大的欢迎。在法国和法语国家，这本书激起了人们如浪潮般的史无前例的热情和参与，以至于被公认成为了一种社会现象。今天你手中这本译成中文的书，从过去十年至今，仍然是法国最为畅销的书。

后来，我的瘦身法超越了国界，超越了文化和传统的限制，在一百多个国家生根发芽，成为威廉·巴特（William Barth）称之为的"在世界上除了《圣经》之外最为畅销的书"。我之所以这样说，并不是因为我缺乏谦虚的态度，而是为了让诸位明白，我所主张的，并不是一种时髦一时的节食方法，而是一种具有普遍意义、要素和结构，适用于所有人种的瘦身方法。

今天，诸位中国朋友，我之所以来到你们中间，是因为我慢慢了解了你们的文化和你们的饮食方式，尤其了解了你们丰富的饮食文化，你们的饮食组成，你们的饮食当中所使用的调料，以及你们的烹调方式。在全世界无论哪个国家，采用我的瘦身方法的人以一百种食物为膳食基础，其中八十种在所有的国家和各种文化当中都可以找到，那是普天之下无处不有的食品，比如西红柿、鱼、鸡或者虾；另外二十种随着地域或者文化传统的变化而调整。在这本书中，从我独有的一百种基础食料原则出发，我向大家建议的是如何通过中国菜来达到瘦身的效果。我知道大家有吃零食的习惯，而且和任何其他地方的人一样，你们也会通过吃来舒缓焦虑感。我的瘦身方法的第二个特点就是，只要在这一百种食品范围内，你可以尽情吃。我可以自信地说，这是一种完全适合于中国人的、能够从根本上解决问题的方法。

根据中国健康机构的预计，未来患有肥胖症的人将会大大增加。今天，九千万中国人患有肥胖症，到二〇一五年，这一数字将增加到两亿。作为一个从十二岁便怀着激情来面对疾病和痛苦的医生，对于世界上人口最多的国家所遇到的这一挑战以及其迅猛发展的速度，我不能无动于衷。今天，我荣幸地向你们介绍这一瘦身方法，这是我在四十年的时间里不断琢磨，不断修改，日复一日完善起来，旨在让人生活得更好的方法。我精心调整了部分内容，让这一方法更加适应中国人的需求；我相信这种方法将会为饱受肥胖之苦的人们带来福音，并且也将继续让我的生活更有意义。

皮埃尔·杜坎医生

谢谢这个只爱吃肉的男人

第一次接触到肥胖症，要追溯到我刚成为执业医生的那个年代。当时我一边在巴黎蒙帕纳斯区执业当家庭医师，一边在大巴黎郊区的嘎许医院（Garches）神经内科学习专业。科里治疗许多半身不遂的孩子。

那时候我的病人里有一位编辑，他乐观开朗、博学多闻，但体重超重，而且深为哮喘症所苦。我为他治疗哮喘急症好几回。有一天，他来到我的诊所，舒舒服服地坐上沙发。当沙发因为承受他的重量而喀喀作响时，他说："杜坎医生，您的医术无可挑剔，我很信赖您。今天我来，是想请您帮忙，让我瘦下来吧！"

当时的我对营养学及肥胖症的了解，仅止于医学院里有限的理论知识，他们教导的解决方法也局限在降低卡路里的摄取。这些减肥餐跟正常餐饮没两样，但分量真的少得可怜，活脱脱是给小人国居民吃的。对这种减重方法，肥胖者们只能笑一笑，试都不会试。因为过胖的人常常是最爱享受美食、尽情生活的人，要他们对吃的东西"斤斤计较"，剥夺他们的快乐，真是想都不用想。

对这位病人的要求，我边托着下巴边推诿我不具备治疗肥胖症的专业能力（这理由很充分）。

病人却说："这哪需要专业能力？老实跟您说，我看遍巴黎所有专科医师，他们就是让人挨饿而已。我在少年时代曾经靠着意志力瘦下超过三十公斤，后来全都胖回来。我得说我真的强烈感受到非瘦下来不可，我的妻子从不因为我的体重嫌弃我，这不知道是错是对。可是现在我连抬个头都会喘，也找不到合适的衣服可穿。说穿了，我真害怕这样下去。"他接下来说的这句话，无意间让我的职业生涯大转向："用什么节食方式随便您，要戒吃什么都可以，只有肉类不行，它是我的最爱。"

凭着本能反应及满足他期待的单纯想法，我记得我毫不考虑地这么回答他："好吧，既然您这么爱吃肉，明天一大早吃早餐前先到诊所来称体重，接下来的五天您就只吃肉。不过还是要避免吃肥肉，像猪肉、羊肉都别吃，牛肉油脂多的肋排部分也不能吃。肉都用烧烤的方式去油，尽量多喝水。五天后一大早禁食并来诊所里称体重。"

病人一口答应。

五天后他回到诊所，站上磅秤，居然瘦了五公斤！我无法相信眼前的事实，他也是。

我有点惶惶不安，他却是整个人散发光彩，比平常更开心地告诉我说他全身舒爽，也不打呼了。他的坚定消除了我的不安："我要继续下去，真是太棒了。不但有效，我还吃得很开心。"

就这样，他继续第二次只吃肉类的五天。而且接受我的建议去验血和验尿。

他再回诊时，又瘦了两公斤，而且血液检验数据完全正常，血糖、胆固醇及尿酸都没问题。

这期间我去了医学院图书馆，好好地研究肉类营养成分，还连带研究了富含蛋白质营养素的食品。

接下来第三个五天又过去了。尽管他仍然神采奕奕地回诊，而且又瘦了一公斤半，我还是请他在食谱里加上鱼类及海鲜。病人因为肉类已吃得差不多，欣然接受了这个提议。

前二十天纯蛋白质餐的结果是他瘦了十公斤，第二次验血结果跟第一次一样令人满意。我只有孤注一掷，将最后一类高蛋白质食品也加进食谱——牛奶制品、家禽类和鸡蛋交替食用，不过为了减轻疑虑，我请他每天至少喝三公升的水。

由于他也吃腻同样的东西，何况这么久没吃蔬菜也让我开始觉得不妥，所以他同意加上蔬菜。

但是五天后回诊，他却没瘦一丝一毫。于是他理直气壮地要求回到他最爱的纯肉类及多种蛋白质餐，他不但喜欢吃，而且重点是可以不限量地吃。我同意他这么做，但条件是以五天为单位，一个五天吃蛋白餐，下一个五天要吃蔬菜，如此交替才不会缺乏维生素。他一点儿都不觉得会缺乏维生素，反而是缺乏纤维素造成排便不顺，才接受了这个安排。

就这样，我的蛋白质交替饮食瘦身法诞生，也燃起了我对肥胖症及各种体重过重案例的研究兴趣，甚至后来成为我职业生涯的主轴。

做为肥胖症专门医师后，我逐步运用这个饮食法，不断改进、调整到现在这个样子。我认为它不仅最适合肥胖族群特殊的心态，也是不需要节食、最有效的瘦身法。

然而，随着时间过去，我不得不承认一件事——不管是任何有效、严格遵守的瘦身法，只要没有稳定维持，就禁不起时间的考验。眼睁睁看着辛苦的成果付诸流水，好一点的还只是慢慢地胖回来，最糟的是一下子胖回来，还得调整受影响的情绪、紧张、挫折或其他不愉快。

为了应对大多数想瘦身者的"复胖"硬仗，我设计了一个"巩固期"。这是一道坚固的"防火墙"，专门预防复胖，让稍微胖回来就导致整个人气馁、甚至自我放弃而前功尽弃的可能消失。这个巩固期渐次加入几项最基础、可接受的食物，作用是让没有多余储存的体内组织的反作用吸收力不那么猛。要平静度过这段期间，并且让身体组织适应这样的转变，我制定了一个公式方便计算出"巩固期"的时间长短：瘦下来的公斤数乘以十，便是"巩固期"的持续天数。

成功克服"巩固期"的考验之后，旧有的饮食习惯、新陈代谢的压力，以及想吃得好喝得好的补偿心理涌现，都证明"巩固期"这道防护墙存在的必要性。

接着就是杜坎纤食瘦身法的最后一招，它是很难令人接受的。这是一个不能结束、一生都得遵守的要求。不管是超胖、过重、稍胖或圆润，人人都最厌恶这样的束缚，而且能避就避；因为这要持续一辈子，与他们有时突然想吃东西、最怕规范的性格逆向而行。但如果一星期只有一天，只在规定的那一天吃特别的餐饮，饮食内容没得商量，不能变动，结果却是有效维持瘦下来的体重，您会不接受吗？

就是靠着这四阶段接续但愈来愈松的饮食法，我完成病人的托付，达到减肥且维持成果的目标。随着时间及经验的累积，我将这四阶段的饮食法接续起来，形成一条指标明确、防护严密、滴水不露的成功瘦身之道。速效期时间短，饮食规定最严格，但效果显著；接着是缓效期，蛋白质饮食法间歇交替；巩固期时间长短以瘦下来的体重为准计算。最后，为了维持好不容易瘦下来的理想体重，我们采用一个传统、定时规律但很有效的做法：每周一天吃高蛋白质餐，剩下来的六天维持均衡饮食；唯一的条件是这个做法要持续一辈子，就像一条看家狗一样，要跟着您一辈子。

但这就是我最持久有效的终极办法。授人以鱼，不如授人以渔。我提供一个全面的瘦身法，让过重的人能靠自己以最快的速度瘦下来，并且长久维持下去。

过去二十年来，我不断地亲自改善这个四阶段式饮食法，而受惠的人只有一小部分。如今，借着此书出版，更多人得以认识这个瘦身法。

杜坎纤食瘦身法特别针对那些试了又试、想要瘦下来却不得其法的人。他们要的是绝对成功，可以接受，又不需要长时间限制的方法。杜坎纤食瘦身法不仅让他们立刻瘦下来，并且可以保持努力获得的战果，达到理想体重之后又可以自在地生活，吃他们可以吃的东西。所以我为他们写了这本书，希望我建议的这个方法有一天可以是他们自己的方法。

当然，这本书也要献给那些相信我的肥胖症患者，不管是男女老少，他们都让我的行医生涯充实愉快。特别是开启我治疗肥胖症专业的第一位患者——那位过胖的编辑，这本书及这个瘦身法都是多亏他才得以诞生。

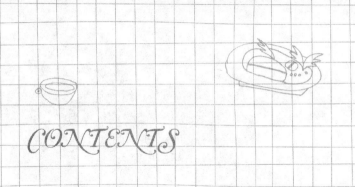

CONTENTS

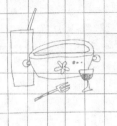

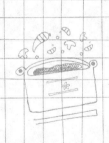

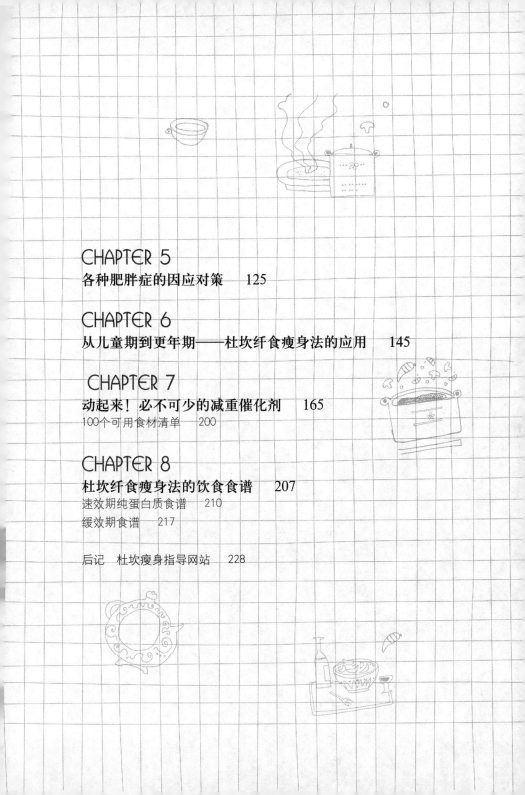

Chapter 1

四阶段瘦身法
——杜坎纤食瘦身法的理论

二十五年前和那位体重过重的编辑擦出的火花，改变了我钻研的领域。从那一刻起，我专心研究营养学，帮助肥胖症患者或过胖的人减重，并维持正常的体重。

就像其他同业，医学院关于营养学的训练强调节制、均衡及计算卡路里。低卡减肥餐不会限制食物种类，但分量实在太少。

自从我进入肥胖症治疗领域，上面这套冠冕堂皇的理论飞到九霄云外，因为它妄想改变胖子的习性及口欲、要他们成为对卡路里锱铢必较的奴仆。我现在熟知、使用的这个方法，是接触喜爱美食的男男女女、特别是女性，从他们身上学习而发展出来的。

当时我很快就明白，胖子之所以会胖，绝不是偶然。他们贪吃及对饮食的放纵，背后隐藏着借由吃来犒赏自我的需要。这样的需要不仅无法抗拒，而且是由来已久、根植人心的生存之道。

因此，要让一个肥胖者瘦下来不再复胖，光是合理、有科学根据的建议是不够的，下场只有乖乖遵守或完全逃避。

一个想要瘦下来的肥胖者，求助于治疗师或是瘦身法，是要有人陪他面对这场与生存之道背道而驰、犹如自我惩罚的战争。

他要的是外在力量的支持，一个决定者，引领他，给他明确的指令。他最讨厌也最不知所措的事，就是自己决定哪一天、什么时候、什么该吃、什么不该吃。

胖的人不怕被取笑（也没什么好怕），他们承认自身的软弱，甚至可以说是某种对体重控制的不成熟。我见过各式各样的肥胖者，不管是男是女、来自社会各个阶层的市井小民或VIP、决策经理、银行家，甚至是从政者、高级知识分子，他们坐在我面前，都只能描述自己对食物的巨大软弱，就像贪吃的小孩，虽然不愿意，但无法拒绝诱惑。

很明显地，这些人当中，绝大多数都是从小不知不觉间将食物当做逃避现实的出口；借着吃来减轻压力、忘记不愉快或紧张的情绪。所有逻辑、理性或责任的规条都无法抗拒这由来以久的习性；即便能抵挡一时，他们也很快就举白旗投降。

三十年的临床经验，我看过所有在减肥史上成为热门话题、名留青史的瘦身法，让我更加确信我的想法。从二十世纪五十年代开始，出现二百一十种各式各样的瘦身法。这其中有许多都是靠出版书籍成名、受欢迎，在全世界卖出几百万本畅销书，像阿金饮食法（Atkins Diet）、斯卡岱尔饮食法（Scarsdale Diet）、蒙提尼亚克饮食法（Montignac）、慧俪轻体（Weight Watchers）等。这些饮食法让我见识到肥胖者对这类指令分明的减肥书的爱好程度。连梅约医院（Mayo Clinic）发展出的饮食法，即使内容严苛、荒唐，甚至危害身体，他们也照单全收。梅约是美国著名的医院，其一周吃二十多颗鸡蛋的饮食法愚蠢荒唐，受到全世界营养专家一致反对，但这个饮食法仍在民间私下流传开来。

分析这些饮食法及它们成功的原因；平常聆听肥胖者的心声；有时候看到患者决心强烈，却因为付出的努力没有即时效果而气馁，我得出下面的结论：

想要瘦下来的肥胖者需要立竿见影、一开始就瘦很多的饮食法，这样才能加强、维持他们的动力。他们也需要外力明确的目标指引，并且要有阶段性，才能确知自身的努力是为了达到阶段性目标。

前面提到著名又受欢迎的饮食法，多数具有这种快速达到效果的起始阶段；不幸的是，这些饮食法就写到此为止，接下来的步骤指令都付之阙如，让减轻体重的胖子们又独自面对诱惑，在最脆弱的地方跌倒，一切又回到原点。

这些风靡一时的饮食法，就算是最创新、最引领风潮的，一旦起始速效期达到目标后，就显得贫乏。只留给使用人一堆没完没了的建议，比如饮食适量、均衡，让瘦下来的人无法继续下去。

没有任何一个著名的饮食法在瘦下来之后，还有另一个阶段，对接下来的日子做出明确、简易、有效率的指引，像速效期一样成功地引领使用者。

成功瘦身的肥胖者心里很明白，如果缺乏持续的引导，他们没有能力独自保持战果。他们也知道一旦松懈就会复胖，一开始是慢慢的，接着就是瘦得有多快，胖回来就有多快。

刚刚依循指示瘦下来的人，需要这个象征性的陪伴，或者说是这双牵引的手，让他们感到瘦身过程中有人指引方向。一个简易、偶尔为之、有效的指示，又不能有太多限制，才可能让人一辈子切实遵守。

对大多数流行的饮食法只有漂亮的开端而没有明天的做法，我并不满意，也意识到低卡路里节食法及其他合理建议只是想把饕客变为计算器，令人沮丧而且也没效果；于是我创造自己的瘦身饮食法——蛋白质交替饮食法，也就是这本书要探讨的主题。

　　多年来的临床经验让我可以大声宣示，这是目前最有效、也最能令人接受的饮食法。在减重期间蛋白质交替饮食法毫不间断，仿佛是二重奏，也像两段变速引擎。第一阶段速效期的急速减重之后，紧接着蛋白质与蔬菜类均衡交替的饮食法，让身体可以喘息一下，适应体重锐减的情况。

　　随着时间的累积，看到患者一达到目标，因缺乏后续的准确引导而极易复胖，我便把这个饮食法逐渐扩展为全面性的瘦身法。

　　这个瘦身法顾及肥胖症患者的特殊心理，并且纳入各项瘦身的成功因素，之前已经提过，在此我再简单整理：

　　杜坎纤食瘦身法提供减重者一系列精确指导、一个可依循的轨道、明确的阶段及目标，不容许任何借口及违逆。

　　除了节食及粉状蛋白质代餐，我还使用过其他天然食品的饮食减重法，我认为杜坎纤食瘦身法是这些方法中最有效的。初期减掉体重的速度够快、够多，让饮食法迅速起步、加强持续的决心。

　　杜坎纤食瘦身法没有口欲限制、也不需要计算吃了多少食物、吸收了多少卡路里，在日常食品中有一定的摄取自由。它不仅是一套饮食法，更是整套瘦身计划，只能全套接受或拒绝。包含以下四个连续的阶段：

★杜坎纤食瘦身一阶	速效期：是纯蛋白质饮食法，达到的效果几乎和节食及蛋白质代餐一样好，而且没有它们的缺点。
★杜坎纤食瘦身二阶	缓效期：以蛋白质交替饮食让我们持续地达到理想体重。
★杜坎纤食瘦身三阶	巩固期：以"避免复胖"为目标。复胖是许多人体重急速下降后，身体极易发生的状况。这是一个极敏感的时期，时间长短需要非常精确——瘦下来的公斤数乘以十，便是"体重减轻巩固期"的持续天数。
★杜坎纤食瘦身四阶	稳定期：最后这阶段用简单、安全、没有太大限制但必要的方法来维持稳定的瘦身成果——每个星期四实行纯蛋白质饮食法，持续一辈子，绝对严格、无法让步；因为每星期偶一为之且有效，即使必须维持一辈子也要做到。

↘ 杜坎纤食瘦身法的理论根据

透过食谱详细说明杜坎纤食瘦身饮食法、实际操作及为何效率奇高之前，我觉得有必要向读者大略介绍一下它的梗概和四阶段的架构，并说明适用的患者，以及可能遇到的不适用情况。

杜坎纤食瘦身法不仅成为目前最安全有效的瘦身饮食法，还有更长远的目标，以愈来愈缓和、限制减少的四阶段指示系统，成为陪伴减重者一生的朋友，永不放弃。

杜坎纤食瘦身法主要的优点之一，就是教导功能。它让减重者亲身经历，按出现在食谱的先后顺序，认识到每大类食物不同的重要性。首先是维持生命要素的，接着循序加入必要的、主要的、重要的及最后非必要的食物种类。

杜坎纤食瘦身饮食法目标明确，提供一连串指示，这些指示环环相扣、方向明确，将减重者推上轨道，避免他们消耗意志力、决心慢慢流失。

这一连串的指示构成四阶段饮食法，前两个阶段是名副其实的减重阶段，后两个阶段则是达到标准体重后的巩固期及稳定期。

速效期：纯蛋白质饮食法 ❀

这个时期一战定江山。减重者此时决心最强，想找到一开始就快速获得成果的减重方法。不管多严格，只要符合期待，就可以让他们面对面挑战过重的问题。

这个起始阶段特别适合长期作战，它是纯蛋白质饮食法。理论目标是只摄取三大类食品营养素中的一种——蛋白质。

理论上来说，除了蛋白，没有只含蛋白质的食物。所以这一阶段的饮食法尽量摄取蛋白质含量高的食品，例如某些肉类、鱼类、海鲜类、家禽、蛋及脱脂奶制品。

这阶段的饮食与所有低卡路里餐相比，实在是一项作战利器，只要好好遵守，就像一辆推土机，能扫除所有抵抗的力量。这是有效、快速、不危险的天然食物瘦身法。在许多严重过胖的案例中显得特别有效。无论是饱受水肿与胀气之苦的停经前期妇女，或是刚开始接受荷尔蒙治疗的更年期女性，甚至是尝试过无数具攻击性的瘦身法、中途又放弃的减肥老手，效果都非常显著。

缓效期：蛋白质蔬菜交替饮食法 ✿

一如其名，第二阶段的饮食方法就是重复交替两种饮食，一种是纯蛋白质餐，另一种是纯蛋白质餐混合绿色或煮熟的蔬菜。每个交替就好像是一个两段速引擎，导入燃料及燃烧燃料的循环，会消耗掉定额的卡路里。

第二阶段缓效期与第一阶段相同，完全没有限制食物摄取量。只要是规定的食物类别，不论一天当中的哪个时段、不管类别比例、如何搭配，都可随个人的意思吃到饱。不仅有适当的自由空间，也能有效地止饥，以食量来补偿食物种类上的限制。

交替两种饮食法的节奏，与要减掉的体重、之前试过的减重法、减重者的年龄及动机有关联，详情稍后再述。

在体重突然下降许多之后的这个阶段，一定要一鼓作气达到理想的体重。即便过去有一些失败的减重经验，也不太会因此而"产生抗体"的。

巩固期：天数是瘦下来的公斤数乘以十 ✿

成功瘦下来之后，接着是杜坎纤食瘦身法的平和阶段。这个阶段以重新开始食用定额的主要食物，但又要避免复胖为目标。复胖是体重急速下降后常见的状况。

从速效期开始，只要持续，体内组织会尝试抵制。它反映在取用体内贮存的脂肪、慢慢减少能量的耗损，特别会让摄取的食物得到最高效率的消化利用。

瘦下来的肥胖者仿佛坐在一座火山顶，身体蠢蠢欲动地等待着好时机要重新贮存失去的脂肪。减重前吃大餐还没什么要紧，但减重后吃大餐的后果可就不得了。

因此这个阶段一开始会导入营养较丰富、令人有饱足感的食物，但在种类及食量上都有所限制；目的在等待减重后转趋激烈的新陈代谢回复正常。

巩固期一天可以吃两片面包、一份水果及10毫升麻油，每周可吃两份淀粉类食物、外加两份丰盛的大餐。

巩固期的第一步要避免反弹式的复胖，这是身体减掉许多体重后的立即反应，也是瘦身计划的主要败因。所以允许吃面包、水果、特定淀粉类，甚至某些非必要却带来重要满足感的食物，是必要的做法；但需要按照次序及明确的指示进行，以避免超出控制范围。这是巩固期为减掉的体重建立的第一道防线。

它为期长短与减掉的体重有关。以瘦下来的公斤数乘以十，就是巩固期的天数。

为期一生的稳定期 ✿

对实践一连串令人安心的指示及接受某些限制而减重成功、

并且没有复胖、打了胜仗、安逸下来的成功减重者而言，这个胜利果实是脆弱的。若没有适当的防护，或快或慢——常常是很快——又会掉回过去软弱的陷阱里；另一方面，他也一定无法按照大多数营养师的"理性建议"，均衡地摄取食物并计算食量多寡，以维持瘦身的成果。

杜坎纤食瘦身法在第四阶段建议成功减重者，每星期选一天采用最初速效期的饮食法——纯蛋白质饮食法。这招非常有效，但贵在坚持。

令人意外的是，达到理想体重的减肥者都能做到。因为这个要求目的明确，效果立竿见影。只要一周选择一天做这样的努力，其他六天正常饮食，就可以终生维持理想体重了。

杜坎纤食瘦身法摘要

♥	速效期：纯蛋白质饮食法
♥	平均期限：五天
♥	缓效期：蛋白质交替饮食法
♥	平均期限：减一公斤约需一周时间
♥	巩固期
♥	平均期限：之前瘦的公斤数乘以十
♥	稳定期
♥	每星期四食用纯蛋白质餐，持续一辈子

Chapter2

先搞懂营养学

——三大营养素：
糖类·脂肪·蛋白质

世界上的食物，不管是人类吃的或是动物吃的，种类之多，令人咋舌。但这些食物终归是由三种营养素组成的：糖类、脂肪及蛋白质。每种食物都有它的口味、口感及这三种营养素特定比例的组合。

卡路里含量高低不同 ❀

过去很长一段时间，营养师只以卡路里为唯一标准，评断每种食物及正餐，因此减肥食谱就只是计算摄取适量的卡路里。这也是之前这类减肥法失败的原因。

现在，大多数营养师都放弃了这种只计算量的方法，改为针对卡路里的来源，也就是营养素，如何混合组成，甚或是摄取的时间做广泛的研究。

如今证实，同样是一百大卡热量，从白糖、油料或是鱼类等不同的来源摄取，身体处理的方式不同，消化后得到的益处也有所变化。

就连摄取卡路里的时间也都有所影响。早上摄取的卡路里比中午摄取的难燃烧利用，跟晚上摄取的比起来又更难，这样的说法在过去是不可思议的。

除了特别适合过重者的习性之外，杜坎纤食瘦身法四阶段饮食法之所以有效，在于借着建议的食材，为减重者筛选特定营养素。蛋白质的地位在速效期及为期不短的巩固期尤其重要。

　　为了让读者更明白杜坎纤食瘦身法特殊的行动策略，介绍、比较这三项营养素大有必要，对营养学不熟悉的人来说尤其更重要。

糖类或碳水化合物 ✿

　　此类食物相当普遍又受欢迎，在历史上不管是东方或西方、时代远近或文化差异，始终提供超过人类所需热量的50%。

　　几千年来，除了水果及蜂蜜，人类食用的糖类仅限于现在我们称为多糖类的谷类、淀粉类、豆类等等。它们的特点在于被吸收速度和缓，让血糖慢慢升高，避免胰岛素快速释放。糖类是现今所知对健康有不良影响及体重增加的因素。

　　自从发现甘蔗及后来的甜菜（suger beet）可以提炼出白糖，甜味及双糖类食品就不断增加并攻占人的味蕾，深深改变了人类的饮食文化。

　　糖类是极佳的热量来源，很适合运动员、体力劳动较多的人及青少年。但对现代社会大多数坐办公室的人来说，就不是那么有益处了。

　　白糖及其衍生产品，像甜食或糖果，都是纯碳水化合物，不仅热量高而且进入血液的速度极快。

　　淀粉类虽然口味不甜，但糖类含量也很高。包含米饭和麦类制品（面包特别是白面包、脆饼、干粮、谷物等）、面食（面条、馒头等）、马铃薯、豌豆、扁豆、菜豆及各类豆科植物。水果中糖类含量最高的是香蕉、樱桃及葡萄。

葡萄酒及各种饮用酒也是。至于糕点，不止是面粉及糖的混合物，还含有不少脂肪。

虽然每克糖类只含4卡路里热量，但通常摄取的分量多，所以带来的热量也高。再加上好消化吸收，所以热量的转化更有效率。

此外，淀粉类及面粉类食品缓慢消化，产生发酵作用，是胀气及排气的来源，让人困扰。

不管是淀粉类、面粉类或带甜味的糖类，大多数的糖类食品都很讨喜。人类喜欢甜食部分是因为天性，但大部分的心理学家认为，这是自童年起，长久地将甜食与奖赏划上等号造成的结果。

糖类食品也几乎都是价格低廉的产品，不管贫富，每家每户的餐桌上都少不了它。

结论是，糖类是热量丰富、几乎餐餐都有而且又受欢迎的食物；它不仅常被拿来作为犒赏，而且要吃零食时也大多是挑甜食。

从新陈代谢角度来看，糖类有利分泌胰岛素，进而促进体内脂肪的产生及堆积。

基于以上种种因素，糖类容易导致发胖。过去很长一段时间大家对它颇有戒心，而现在大家比较提防的是脂肪，它是肥胖者名正言顺的宿敌。但不能因此对糖类食品有所松懈，特别是在速效期，要尽可能快速、完美地达到目标。

杜坎纤食瘦身法速效期完全不能吃糖类食品。从缓效期开始，直到达到理想体重为止，只能吃糖类含量极少的蔬菜。巩固期才能开始吃少量糖类食品。到了稳定期，每星期六天可以随意摄取糖类。

脂　肪 ❀

　　脂肪绝对是瘦身者的敌人，是所有生物体内过剩热量储存的最精华形式。摄取脂肪等于是储备养分，理论上或实际上都容易让体重增加。

　　阿金饮食法鼓励摄取脂肪，将糖类食物妖魔化，而许多饮食法也采取这个轰动一时的观点，让阿金法创始人得到极大的成功。可是很明显的，这样的观点相当不正确，原因有二：一是胆固醇及三酸甘油脂比例过高，许多人因此付出生命代价；二是养成对油脂毫不设防的习惯，体重永远不会有稳定的一天。

　　脂肪主要有两大来源：动物性脂肪及植物性脂肪。

　　动物性脂肪——最精纯的状态就是肥猪肉及猪油——在猪肉加工制品里成分最多，如肉冻、香肠、腊肠、咸肉、火腿或熟肉酱等。当然其他动物肉类，像羊肉、小羊肉、家禽类里的鹅和鸭也都富含脂肪。相比之下，牛肉脂肪就少得多，特别是烤牛肉，只有排骨肉部分脂肪多一些。至于马肉，算是瘦肉类。

　　从奶精提炼出来的奶油是纯度极高的脂肪。软绵的鲜奶油也不容小觑，脂肪含量约有80%。

　　至于鱼类，有5种鱼的脂肪含量高，很容易区别，它们的口感绵密、鱼皮是蓝色：分别是沙丁鱼、鲔鱼、鲑鱼、鲭鱼及鲱鱼。虽说有油脂，不过脂肪含量和一客牛排肉差不多。而且深海鱼油里丰富的omega3脂肪酸，对预防心血管疾病更是有效。

　　植物性脂肪主要是植物油及油类果实。

　　植物油比奶油含有更多脂肪。有些植物油的营养素经证明对心脏及血管有保护作用，像橄榄油、菜籽油或葵花油，但它们的卡路里还是很高，所以许多瘦身法不建议使用；而杜坎纤食瘦身法巩固期也是，禁止食用，进入稳定期后也要谨慎使用。至于油类果实、花生、核桃、榛果、开心果等，常常是正餐前的零食，如果再配上酒精饮料，更提高之后正餐热量吸收。

对该减重又想减重的人，脂肪有害无益。

- 无论如何，脂肪是所有营养素中卡路里含量最高的：每克脂肪有九大卡，是糖类或蛋白质每克四大卡的两倍。

- 富含脂肪的食物很少单独食用。植物油、奶油、鲜奶经常与面包、淀粉类、面条、酸醋等一起食用，这样的组合更让卡路里总量提高不少。

- 脂肪类被消化吸收的速度比双糖类慢，但比蛋白质快，而且热量效益不比双糖类差。

- 多脂的食物只会减少一点胃口，如果是零食，和蛋白质食物相反，不会让你下一餐吃得少或更晚吃。

- 动物性脂肪如奶油、猪肉制品、奶酪等，脂肪酸含量很高，对心脏有一定的威胁。因此不管在任何情况下，都不能任意摄取这种营养素，在阿金饮食法及其他衍生的饮食法里都是这样。

蛋白质 ✳

这是第三大营养素。许多含氮的食物都属这一类，其中包括蛋白质，它是构成生物体最长的分子结构。蛋白质含量最高的食物是动物类。最佳的摄取来源是肉类。

在所有的动物肉类中，蛋白质含量最高的是马肉。牛肉脂肪含量多一些，但瘦肉部分也富含蛋白质。羊肉的脂肪就很多了，由于脂肪渗入肉里，肉色变淡，蛋白质也相对减少。更肥的猪肉蛋白质含量不够，所以不归类于纯蛋白质餐里的选项。

动物内脏蛋白质含量高，脂肪及糖类含量低，只有肝脏有一点糖分。

家禽类除了鹅和鸭，都是少油又富蛋白质的肉类，尤其是火鸡肉及瘦鸡肉，像鸡胸肉。

鱼肉是质量极佳的蛋白质来源，尤其是白色鱼肉，例如鳎鱼、鳐鱼、鳕鱼及无须鳕鱼。咸水鱼如鲑鱼、鲔鱼、沙丁鱼或鲭鱼的鱼肉较油，蛋白质含量虽低了一些，但仍是很好的蛋白质来源。不仅口感绵密细嫩，而且具有保护心脏血管健康的功能。

甲壳类及贝类不油而且不含糖类，所以蛋白质丰富。甲壳类因为有很多胆固醇，所以长久以来不建议过度食用。其实它们的胆固醇成分都集中在头部的甲壳内，而不是肉质里，只要小心拿掉甲壳，还是可以放心地食用虾、螃蟹或其他海鲜。

蛋也是蛋白质的摄取来源。蛋黄含脂肪及不少胆固醇，所以若是身体不适合，应避免食用过多蛋黄。相反的，蛋白则是已知最完全、纯净的蛋白质，因此才以它命名这个营养素。

植物性蛋白质多出现在谷类及豆科植物中，但它们也包含太多糖类，所以不能列入纯蛋白质饮食法里的摄取来源。而且这类植物性蛋白质的生物利用价值普通（黄豆例外），缺乏某些重要的氨基酸，因此禁止单独长期食用。

· 人类是肉类狩猎者 ·

有一件事不可不知，人类开始吃肉之后就慢慢脱离"动物"的状态。除了大型的类人猿，人类的猿亚目祖先大体说来是素食者，当然偶有捕猎其他动物充饥的情形。因为群聚狩猎、成为肉食者，才能发展出纯人类的特性。身体器官因而拥有消化及代谢系统，这使人类得以无限制地食用鱼类及肉类。

· 消化、卡路里消耗及饱足感 ·

消化蛋白质所耗时间及热量是各类营养素里最长、最多的。要分解及吸收蛋白质需三小时以上。原因很简单，因为它的分子结构像紧密串连的长长链条，需要联合咀嚼动作、胃部辛苦的捣碎动作，以及不同胰酶的撞击动作才能分解。

这样提取卡路里的漫长工作让身体组织有所消耗；经过计算，若从蛋白质食物中提取一百大卡热量，得消耗三十大卡。简单说，吸收蛋白质，热量消耗比例是30%，而脂肪是12%，糖类是7%。

这个原则值得记住，因为要瘦身的人如果吃肉、鱼及低脂酸奶，光是消化吸收就消耗许多卡路里，减低吃了一餐所带来的热量。蛋白质的这个特点对瘦身非常有利。稍后在解释纯蛋白质饮食法时再详述。

　　而且蛋白质消化吸收过程缓慢，让胃慢慢变空，可以延续饱足感，不容易饿。

·每餐必不能少的营养素·

　　全世界三大类营养素中，只有蛋白质对人类的生存是不可或缺的。

　　这三大类营养素里，糖类算是比较不重要的，因为人体器官会由摄取的肉类或脂肪中转化制造葡萄糖。当我们没东西吃或减肥时，器官会将体内积存的脂肪转化成肌肉及大脑运作所需的葡萄糖。

　　同样的道理，过重的人特别会从过量的甜食或肉类里制造并储存脂肪。

　　相反的，人类无法以新陈代谢方式来合成蛋白质。但是人只要活着，不管从维持肌肉运作、更新红血球、伤口愈合、长头发到记忆功能，这些生存必需的运作都需要蛋白质。每公斤体重每天需要至少一克的蛋白质维持这些功能。

　　若是蛋白质不足，人体会从肌肉、皮肤甚至是骨骼中的储存汲取养分。这就是一些很不合理的瘦身法，像是只喝水，或风靡好莱坞明星、只吃热带水果的比佛利瘦身法，只要切实遵守，就会发现人明显变得干瘪、没有吸引力。

　　所以想瘦身的人要注意，不管是哪一种限制严格的饮食法，每天还是至少要摄取相当于自身体重千分之一量的蛋白质，而且要平均分配于三餐里。分量不足的早餐、只吃苹果派和巧克力棒的中餐或以比萨和水果当晚餐，都是缺乏蛋白质的正餐，会让皮肤衰老，并损害体质。

·蛋白质的低卡路里含量·

　　一克蛋白质只提供四大卡热量，比脂肪少一半，但和糖的热量是一样的。最大的不同是富含蛋白质的食物精纯度没有砂糖的糖量、油和奶油的脂肪量高。

　　所有的肉类、鱼类及其他蛋白质食品有一半是可吸收的蛋白质，另一半是残渣或无法利用的组织。一百克的火鸡鸡胸肉或牛肉排只有两百大卡的热量，之前提过要消化吸收蛋白质，身体器官要消耗30%、也就是六十大卡的卡路里，所以这些滋味好、让人饱足的食物，实际上只有一百四十大卡，相当于在毫不令人设防、加进生菜色拉里的一汤匙食用油的热量。基于这个简单的事实，杜坎纤食瘦身法敢在特定时间内规定只吃蛋白质食物的精髓也就在此。

·蛋白质食物的两个缺点·

食材昂贵

　　蛋白质食材成本要价不低，像肉类、鱼类、海鲜类很快就把食物预算花光。蛋、家禽及内脏虽然比较便宜，但是每克单价还是算食材种类里最昂贵的。幸好几十年前出现了无脂肪的奶制品，提供了优质蛋白质，也稍微打平蛋白质餐的昂贵预算。

废物多

　　相对于其他食物，蛋白质食物有一个很不同的特点，就是它们不能被完全消化吸收。在分解过程中，会在体内形成定量的废物，例如应排出体外的尿酸。理论上来说，食用大量的蛋白质，会提高体内废物的含量，对过敏或有不利条件的人而言，不太理想。实际上，人类器官，特别是肾脏，具有排毒机制，可以完全负责这项工作。为了完成排毒，肾脏一定需要大量的水。要喝比平常更多的水，肾脏才可以过滤掉血液里的尿酸。

我曾经研究采集了六十几个案例，这些人有些有痛风，或是需要追踪尿酸值。在每天喝三公升水的条件下，他们实行了纯蛋白质饮食法。需要吃药控制的人，药照常吃，有的不用吃药。这六十几位患者在实行蛋白质饮食法期间，尿酸值都没升高，甚至有三分之一的患者尿酸值降低。

因此，实行富含蛋白质的饮食法时，一定要记得多喝水，尤其是只吃纯蛋白质餐的时期。

结　论

接下来我想要强调几个基本原则，凡是好的瘦身法都会提出遵守的：

- 想要开始瘦身饮食法的人，最大敌人无非就是脂肪及油脂，不论是植物性或动物性脂肪。姑且不算肉类、鱼类的脂肪，酱汁和油炸食物里的油、奶油、配料里的奶精，还有肉制品或奶酪里的脂肪，都会带来许多热量。因此，一个有效又合理的饮食法，首要就是减少或去除摄取富含脂肪的食物。

- 动物性油脂是胆固醇和三酸甘油脂的唯一来源。若有心脏血管问题，应该降低摄取量。

- -

- 瘦身者另一个大敌是双糖类。谷物或豆科植物属多糖类，不算双糖类。瘦身者最怕的就是可快速消化吸收的双糖类。尤其是如果吃了白糖，会让其他食物变得更加容易吸收消化。甜味让它成为受欢迎的零食，也让人忘记它的高卡路里含量。

- -

- 蛋白质的卡路里不算高，每克蛋白质含四大卡热量。

- -

- 富含蛋白质的食物，像肉类或鱼类，它们的坚韧组织让消化不易、同化作用①不完全。就是这种无法完全转化成热量的特性，蛋白质食物对想瘦身的肥胖者而言，简直是"天上掉下来的礼物"。尤其肥胖者本身消化吸收能

---

① 新陈代谢的重要过程，即把消化后的营养重新组合，形成有机物和贮存能量的过程。

力好，各类食物都能有最好的利用。蛋白质特殊的"作用力"让它在消化分解过程消耗热量。这样的能量消耗减低它带来的卡路里，约占食物本身热量的30%，远远高过其他食物的热能消耗比例。

- 纯蛋白质饮食的摄入量不应低于六十到八十克，蛋白质量太少，将不利于肌肉组织，并让皮肤暗淡衰老。

- 不要害怕食用蛋白质而产生的天然废料——尿酸。只要配合每天喝一点五公升的水，就可以完全排除尿酸。

- 要记得，食物同化时间愈长，饥饿感就愈慢出现。甜食是最快且大量被消化吸收的食物种类，然后是油脂，最后才是蛋白质。永远被饥饿感追着跑的人，他们自己知道原因。

Chapter 3

纯蛋白质饮食法

——启动杜坎纤食瘦身法

杜坎纤食瘦身法由四个连续的饮食法所组成，一个接续一个，让肥胖者达到预定的体重并保持下去。

这四个连续、效能逐渐缓和的饮食控制法必须分别严格遵行：

★杜坎纤食 瘦身一阶	闪电般的起步，令人振奋且直线下降的体重。
★杜坎纤食 瘦身二阶	体重规律下降，一气呵成，达到期望的体重。
★杜坎纤食 瘦身三阶	第一二阶每瘦一公斤，三阶就要多坚持十天的时间，巩固刚达成却还不稳定的减重成果。
★杜坎纤食 瘦身四阶	往后的日子保持每星期一天的饮食控制，维持稳定的瘦身成果。

这四阶段饮食法的每一阶段都有其执行方式，也各自有特殊的任务要达成，但全都是借由纯蛋白质食物汲取能量及逐渐缓和的效能：首先是速效期的纯蛋白质餐，接着是缓效期蛋白质餐与蛋白质配蔬菜餐，巩固期和其他品类均衡食用，最后则是每周食用一日蛋白质餐。

正是因为纯蛋白质餐里别无其他食品类，在大约二至七天不等的时间里，火力全开，产生惊人的效果。也是这个纯蛋白质餐决定了缓效期的威力及交替规律，因而能一鼓作气地达到期望的体重。

定期食用纯蛋白质食物可稳固巩固期。这阶段则是从纯瘦身阶段回归到正常饮食的过渡期。

最后它还是能维持最终的稳定成果。条件是一辈子每周食用一天纯蛋白质餐，这定时的努力换来一周其他六天可以没有罪恶感、没有特别限制的饮食生活。

纯蛋白质饮食是杜坎纤食瘦身法和其四阶段饮食法的源头，在开始实行杜坎纤食瘦身法之前，为了充分运用它，现在必须描述它非常特殊的执行方式，并解释它令人印象深刻的效果。

纯蛋白质饮食法是如何运作的呢？这是本章节要谈论的重点。这个饮食法应只带给人体蛋白质。

到哪儿去找纯蛋白质呢？

不论是动物还是植物，蛋白质形成所有生物的脉络结构。我们可以在大多数已知的食物中找到。为了发挥它特别的执行方式和潜在功效，蛋白质饮食法必须尽可能由纯蛋白质食品组成。实际上，除了蛋白，没有食物是纯粹的蛋白质。

有的植物虽含有蛋白质，但糖类也很丰富。所有的谷类、面粉类、豆科植物及淀粉类皆是如此，包括黄豆。黄豆虽以优质的蛋白质闻名，却含有太多油脂及糖类。因此在此饮食法中完全不能采用这些植物。

一些动物类食品上也有这样的情形。虽然比起植物，它们的蛋白质含量较高，然而大部分都太油腻了。像猪肉、羊肉、小羊肉，某些如鸭、鹅油脂高的家禽类以及牛和小牛许多部位的肉，都有这个问题。

不过还是有某些食品，主要来自动物，虽不是纯蛋白质食物，但已经很接近了，它们是杜坎纤食瘦身法的主要角色。

- 牛肉，除了肋眼排、肋排和所有用来炖煮及熬汤的部位。

- 用来烧烤的小牛肉。

- 鸭、鹅以外的家禽类。

- 所有的鱼类，也包括咸水鱼，它们的油脂保护人体的心脏及血管，在纯蛋白质饮食法里是可被接受的。

- 甲壳类及贝类。

- 蛋，尤其是蛋白。

- 脱脂乳制品富含蛋白质，并且完全没有脂肪。但它们仍含有少许的糖类，特别是那些添加了阿斯巴代糖（Aspartam）及果粒香味的乳制品。这些食品含有极少量的糖类，再加上提供味蕾舒适的感觉，使它们在主要以蛋白质为主的食材选择中占有一席之地。

这些蛋白质食材构成了杜坎纤食瘦身法出击的力量。

蛋白质如何产生作用？ ❋

· 纯蛋白质降低了卡路里的吸收 ·

所有动物都是经由摄取三大类营养素的食物来维生：蛋白质、脂肪和糖类。但是对每一种动物而言，这三大类营养素存在一套完美的特定比例。概略地说，对人类而言，这套比例是5：3：2，也就是五份糖类，三份脂肪以及两份蛋白质，这个比例结构相当接近母乳的成分。

当嘴里吃进去的食物遵守这个特定的黄金数字，小肠便会以最高的效率来吸收卡路里，而卡路里的产量促使体重轻易地增加。

相反的，只要更改这个绝佳比例，搅乱卡路里的吸收、减少食物的功效就可以了。理论上，能构想出来、最彻底地大量减少卡路里吸收的变更，就是只摄取一种食品营养素。

实际执行上，在美国已经使用过只摄取糖类（只食用热带水果的比佛利瘦身法）及脂肪类（爱斯基摩饮食法Esquimau）的减肥法。食物被缩限到只有几种糖类或油脂，实在既难实行又会产生严重后果。过多的糖分容易引发糖尿病；而过量的脂肪除了让人恶心，更会形成心血管阻塞的高度风险。更糟的是，缺少了对生命不可或缺的蛋白质，会迫使身体向肌肉组织预支储备的养分。

因此，局限一种营养素的减肥法只适用于蛋白质。它不但可以满足口欲、避免动脉栓塞，而且确定不会有缺乏蛋白质而导致的疾病。

当我们终于建立一套只摄取蛋白质营养素的饮食规则，由于消化器官并非为处理这项单一营养素而设计，它进行起纯蛋白质的消化工作会相当困难，也因而无法充分吸收其中的卡路里。它就像"二行程"引擎的机车或船，本来得靠混合汽油和机油来发动，而我们却只用汽油，结果在一阵劈里啪啦声中，因为缺少必需的机油而熄火了。

在这样的情况下，身体借着吸取对维持器官（肌肉、血球、皮肤、头发、指甲）不可或缺的蛋白质来满足需求，使用及吸收的卡路里反而降低。

· 消化吸收蛋白质消耗大量的卡路里 ·

要了解蛋白质赋予杜坎纤食瘦身法效率的第二个特性，得先熟悉SDA，也就是食物特有的"作用力"概念。"作用力"代表的是人体将食物分解成细小分子所需的能量消耗。只有分子状态下的养分才能进入血液。"作用力"的大小随着食物分子的浓度和成分而有所不同。

当您吃了一百卡路里的食用糖——吸收特别快的糖类，它由简单、聚合度低的分子组成，很快就能被吸收掉，而消化吸收的工作只需用掉身体七卡路里而已，所以还有九十三卡能被利用，碳水化合物的"作用力"是7%。

当您吃一百卡路里的奶油或食用油，吸收会比较困难，这个工作会用掉您十二卡路里，只给身体留下八十八卡路里。脂质的"作用力"达到12%。

最后，为了消化一百卡路里的纯蛋白质——蛋白、低脂肪的鱼类或是去脂白奶酪，"作用力"的数值是很高的，因为蛋白质是由长分子聚合体所组成，其中基础链节、氨基酸之间由一个强力的纽带连结，使得消化一直都比较费工。光是消化吸收，消耗的卡路里就有三十卡，只留给身体七十卡路里，也就是30%的"作用力"。

蛋白质的消化吸收完全在体内进行，是造成散热与体温攀升的原因，这也就是为什么在饱食高蛋白质餐后，不建议冲冷水澡的原因。温差可能会导致冷水刺激性昏厥。

这个特性对想冲凉的人没有好处，但对卡路里吸收能力超好的肥胖者却是一大福音。它让肥胖者毫不费力地减少吸收卡路里，使他吃得舒服却不会立即得到惩罚。

一天下来，吃了每日所需的一千五百卡路里蛋白质，身体消化之后，只剩下一千卡。这就是杜坎纤食瘦身法的关键所在，也是它之所以有效的结构性理由。但还不仅止于此……

· 纯蛋白质降低胃口 ·

事实上，甜食或油脂容易消化吸收，产生浅薄的饱足感，但很快就被新一波的饥饿感吞没。一些新的研究也指出，少量、不停地吃甜食或油腻的东西，既不能减缓突如其来的饥饿感，也无法减少下一餐的食量。相反的，少量且不停地吃蛋白质食物，可以延后下一餐的时间，并减少食量。

此外，只吃蛋白质食物，带动酮体的制造，它具有天然的止饥能力，延续人的饱足感。在两三天的纯蛋白质餐控制后，饥饿感完全消失，杜坎纤食瘦身法得以持续进行，因为它避开了其他大部分饮食法的天然威胁：饥饿感。

· 纯蛋白质对抗浮肿和水分滞留 ·

某些饮食法或食物类型以亲水的特性闻名，它们有助于水分滞留，并造成水肿的后果。这也是以素食为主的饮食法、摄取大量蔬果及矿物盐会发生的状况。

相反的，富含蛋白质的饮食却是"排水"的饮食法。它使女性在经期之前或停经前期，排放尿液并排除组织过多水分，这些令人担心的问题变得简单多了。

杜坎纤食瘦身法速效期的饮食控制，愈是尽可能地由纯粹的蛋白质组成，它排水的效果就愈好。

这个特性带给妇女特别的优势。事实上，男人变胖，主要是因为吃太多，而且把过量的卡路里以脂肪的形式贮存起来。而在女性身上，体重增加的运作机制通常较为全面，并且伴随水分滞留，使得一般饮食法的成效缓慢不彰。

月经周期的某些时候，如月事来潮前的四五天，或是女性生命的重要阶段，比如混乱的青春期、没完没了的停经前期，或者是妇女病核心——荷尔蒙分泌紊乱，身处这些情况下的女性，尤其是超重的妇女，体内会开始积存水分，觉得自己就像海绵、像颗球，起床时脸是肿的，戒指无法从肥胖的手指上拿下来，还觉得小腿变重、脚踝膨胀。这样的水分滞留通常也让体重上上下下，可能演变为长期的问题。

有时这些女性为了找回曲线，避免身体浮肿而开始控制饮食，但却惊讶地发现，这些平常可以战胜超重的小方法并没有发挥效用。

在这些为数不少的案例里，杜坎纤食瘦身法速效期里的纯蛋白质餐，产生立即且明确的效果。几天甚或几小时之内，水分过多的组织将液体排出，产生的舒适与轻盈感，马上就能反映在磅秤上，因而巩固了减重的动机。

·纯蛋白质增加身体抵抗力·

　　这里指的是营养学家都认同、外行人老早就知道的特性。在使用抗生素治愈结核病之前，传统的治疗基础之一是大幅增加饮食中蛋白质比例的营养疗法。在贝尔克（Berck，法国北部Calais市的南边滨海城镇），人们甚至强迫青少年喝动物的血；今日，教练建议运动员施行高蛋白饮食，以强健身体；针对贫血症状或为加速伤口愈合，医生也这么建议，好增强对感染的抵抗力。

　　善用这个优点得益匪浅，因为不管怎么说，瘦身总是会使身体变得虚弱。我个人发现，杜坎纤食瘦身法初期尽可能由纯蛋白质组成的饮食法，是最让人精神振奋的阶段。有些病患甚至告诉我，实施两天纯蛋白质餐后，他们无论是身体或心理上都产生了令人乐观的成效。

·纯蛋白质能瘦身却不会造成肌肉损失和皮肤松弛·

　　这个观察结果并不令人意外。我们知道，从皮肤弹性组织乃至人体全身的肌肉，基本上是由蛋白质构成的。蛋白质不足的饮食法，会迫使身体动用肌肉或皮肤里的蛋白质，使其失去弹性，更别提通常早已威胁更年期妇女的骨质疏松的问题。这一连串打击会造成组织、皮肤、毛发和整体外观上的老化，身边的人也很快就发觉。这个原因足以提前中断这种饮食法。

　　相反的，富含蛋白质的饮食法，尤其是像杜坎纤食瘦身一阶这种完全由蛋白质组成的饮食法，本身提供大量的蛋白质，身体储备的组织没有什么理由会受到掠夺。在这些条件下，快速又令人精神振奋的瘦身，同时保存肌肉紧致和皮肤光泽，让减重不至于老化外观。

　　杜坎纤食瘦身法这个特性或许对年轻、丰润、没有赘肉且皮肤层厚的女性不那么重要；但它对接近更年期的妇女或不幸肌肉不怎么发达、肤质薄弱的女性来说却是太重要了。顺便要提到一件事，现在实在有太多女性仅以磅秤作为管理曲线的唯一标准。体重不能也不该成为唯一的指标；皮肤的光泽、组织的坚实以及身体整体的坚挺，也都是参考的数值。它们影响了女性的外在形貌。

这个饮食法必须多喝水 ❀

关于水的问题总是让人有点困惑。相关的看法、杂音到处流传，但绝大多数"据说"是权威的看法，前一个和后一个却完全唱反调。

然而，水的问题并不是用来推销节食的简单想法和一个用来娱乐减重者的玩意儿。它是一个极该重视的问题，即便报刊杂志、医师们、水商和日常知识都努力强调水的重要，但这个概念一直没能有效地说服大众，尤其是实行饮食控制的人。

简单地说，燃烧卡路里来溶解积存的脂肪，看来是基本且优先的事，但光是燃烧对瘦身是不够的。要变瘦，排毒与燃烧同样重要。

一个家庭主妇会如何看待洗衣服或洗碗却没用水冲干净呢？在瘦身这个明确的主题上，也是同样的道理，非得弄清楚不可。一个不配合充足水分的饮食法是不好的饮食法，不仅效果差，更会堆积有害废物。

· 水使饮食法的成果变得纯净质优 ·

一个明显的观察是：喝愈多的水，排愈多的尿，肾脏愈能排除燃烧食物所产生的废物。而水是最佳的天然利尿剂。令人讶异的是，很少有人喝足够的水。

人先是延误响应每天几千次想喝水的需求，接着就把自然的口渴感给掩盖。几天、几个月过去，口渴的感觉消失了，不再扮演组织脱水信号的角色。

女性的膀胱通常比男性来得敏感，也比较小。为了避免不停上厕所，或是因为时间不凑巧，像是工作忙碌，或正在车上，甚至受不了上公厕，因而不大敢喝水。

平时没进行瘦身时，还说得过去，但实行瘦身时就不能这样了。其他健康理论那么模糊，最后能说服人多喝水的，只剩下面这个理由：

想变瘦却不喝水，不只会毒害身体，更会降低、甚至于完全阻碍体重的减轻，使得努力化为乌有。为什么？

因为在饮食控制过程中，人体运作消耗储存的脂肪，就像所有的燃油引擎一样，能源的燃烧会释出热量及残渣。

如果这些残渣不能定期透过肾脏过滤，那么堆积的废物迟早会阻碍能量燃烧，进而禁绝体重下降，就算严守饮食法的规定也是。就像被堵住了排气管的汽车引擎、没有扫除灰烬而点燃的烟囱，最后都在残渣的堆积下因缺乏空气而熄火。

肥胖者乱七八糟的饮食，加上不良的治疗、过度严苛或不协调的饮食法，最后导致肾功能不佳。肥胖者比一般人还需要更大量的水，使排泄器官恢复正常运作。

一开始，勤喝水是既不舒服又令人厌烦的动作，尤其是冬天的时候。但只要坚持下去，便会养成习惯。之后因为体内清新愉快、更容易瘦下来的两大激励，最后，喝水通常会演变成一种需求。

· 水加纯蛋白质抗蜂巢组织 ·

这个特性只与妇女有关。在荷尔蒙的影响下，蜂窝性组织是脂肪的堆积，它们在身体女性特征最明显的地方囤积下来：大腿、臀部两侧与膝盖。

关于这项顽强的病症，饮食法通常无能为力，但我个人察觉到，配合纯蛋白质饮食法，食用少盐和大量的低矿物质矿泉水，能全身均匀地减重。像是大腿根部外侧或膝盖内侧，就算瘦得没那么多，还是有实际的效果。

同一位患者比较不同时期实行过的几种饮食法，在减去相同重量的前提下，前述的饮食组合缩减了最多的臀围及大腿围。

这个结果说明了蛋白质的"排水"效果，以及在补充大量水分下，肾脏强大的过滤功能。水渗入所有组织，也包括蜂窝组织。进入时，它是纯净无瑕的，排出的时候却是咸的、充满废物。在这去盐和去渣的过程中，加入消耗纯蛋白质的强大效果，激起一种显然是细微而局部的作用，让它有别于其他多数对蜂窝组织毫无办法的饮食法。

· 什么时候该喝水呢 ·

许多过去流传下来的信息，不知不觉地嵌入许多人的脑子里，现在还有人照着做。有一项讯息就是让人误以为最好在用餐以外的时间喝水，以免水分被食物锁住。

这样的作法不仅缺乏生理理论基础，在某些状况下，还产生反效果。用餐的时候不喝水，口渴的时候、在喝水是容易且愉快的时候却不喝水，都会加重丧失干渴感觉的风险；每一天又那么忙碌，在其他时段更会忘了喝水。

除了因荷尔蒙或肾功能不足产生的水分滞留等特殊状况外，实行杜坎纤食瘦身法，特别是速效期纯蛋白质饮食的过程中，每天必须喝一公升半的水；可能的话，最好喝瓶装矿泉水。不过也可以饮用任何其他饮品，如茶、咖啡或花草茶。

早餐时一碗茶，上午一大杯，午餐时再两杯，餐后一杯咖啡，下午一杯，晚餐时两杯，这样轻易地就喝了两公升。

不少病患跟我说，就算不渴，为了要喝水，他们养成一个不怎么优雅，但还挺有效的习惯，就是直接拿起水瓶灌进嘴里。

·喝什么样的水·

最适合杜坎纤食瘦身法速效期纯蛋白质餐的水，是矿物质含量少的、稍微利尿与帮助排便的水。

- 习惯喝凉开水的人可以继续。重点是在喝的分量，必须足以优化肾脏功能，内含物倒不是那么重要。

- 所有的冲泡饮料如花草茶、茶、马鞭草、椴花茶或薄荷茶，各种口味都可以，只要能吸引平常习惯喝饮料的人，尤其是喜欢在冬天喝杯热饮来暖身的人。

- 低热量汽水，尤其是低卡可乐（现在的销售量与一般可乐不相上下），不仅可以喝，而且基于几个理由，我个人还习惯建议在瘦身饮食法中使用。首先，它一下子就能让人喝下每日建议量的两公升液体。再者，它的糖分与卡路里含量几近于零，每杯一卡的热量几乎只相当于每罐家庭号包装里的一粒花生米。最后，也是最重要的，低卡可乐跟传统可乐一样，是浓郁口味的绝佳混合，它让饮用者喝个不停，特别是那些爱吃零食、为缺少甜味而痛苦的人，它可以减低吃甜食的欲望。有些病患告诉我，在施行饮食法的过程中，这些具有提神与娱乐作用的低卡汽水，给了他们不少帮助。

饮用低卡汽水只有一个例外，那就是儿童或青少年的饮食控制。经验证明，在这些年龄层，食用替代性的"假糖"，效果不好，而且不太能够降低对糖分的需求。此外，无限制地饮用含糖饮料会建立只为了口欲、而非为口渴而喝的习惯，使他们容易"上瘾"，反而令人忧心。

·水能给人真正的、天然的饱足感·

在常用的语汇中，我们常把胃部空虚感和饥饿画上等号，这么说并不尽然是错的。用餐时喝的水，与食物混在一起，增加了食物的总体积，让胃扩张、造成胀的感觉，是第一个满意与饱足的讯号。另一个在餐桌上喝水的理由是，把水喝进嘴里的动作会产生降低食欲的效果。经实验证实，即使在用餐时间以外，这个效果也是存在的。例如一天最嘴馋的时间区段是上午五点到晚上八点之间，随便喝下哪种大杯饮料，都可以抑制食欲。

现在，有一种新型态的饥饿出现在世界上最富足的人群里。那就是身处在周围拥有无数食物选择的西方世界，仿佛不断被食物缠扰，得故意挨饿。食物的选择如此多，要全盘接受，难保不会衰老、死亡。

现今，不管是个人、各相关部门和制药实验室，都梦想着研发出理想有效的止饥法；令人意外的是，极大部分的相关人士却拒绝使用这个经证实最简单、纯净的方法——喝水，来抑制食欲。

这种饮食法必须少盐 ✖

　　盐是生命不可或缺的元素，而所有的食物都有它的存在，只是含量不同。还有，额外添加的盐永远是多余的，只是让食物口味变好的佐料，刺激食欲，却因习惯而添加得太频繁。

·少盐的饮食法不会产生任何危险·

　　我们应该一辈子实行少盐的饮食控制。心脏有问题、肾功能不佳和过分紧张的人，长期少盐的饮食方法从未使他们产生不适。然而对习惯性低血压患者，面对低血压体质，有一项预防措施。一个严格限制盐分摄取的饮食法，尤其如果又要求喝大量的水，会增加血液过滤、减少它的流量，因而动脉压又会再降低。这导致疲劳和快速起身造成的晕眩。这些人可以加一次盐，而且要避免每天喝超过一公升半的水。

·太咸的食物反而会把水分锁在组织内·

　　在热带国家，会定时发送盐片给工人，以防他们在烈日下脱水。

　　对于女性，尤其是月事来潮前夕或即将步入更年期、甚或妊娠期间，这些深受荷尔蒙影响的妇女的身体有很多部位会变得像海绵，吸收惊人的水量。

如果这些妇女把摄入盐分降到最低，杜坎纤食瘦身法这个绝佳的排水饮食法，会发挥充分的效果，使得喝下的水快速流过人体。

关于这个话题，我们常听一些人抱怨，由于严重地偏离饮食法，他们一个晚上可以胖回一到两公斤。有时体重增加并不能证明是没能恪守饮食法。当我们分析引发问题的这一餐时，永远都找不到相当于这两公斤、也就相当于吸收一万八千卡路里的饮食量，因为根本不可能在这么短的时间里吃下这个量。唯一会造成这个后果的，是这一顿饭太咸又喝太多的酒。盐加上酒精，会让喝下去的水流经全身的速度减慢。永远不要忘记，一公升的水重一公斤，而九克的盐可以在一两天内把一公升的水锁在身体组织里。

在施行饮食法时，遇上无法推却的理由，迫使您得参加工作上的应酬或家庭聚餐，不得不违背饮食法的禁令，那就避免同时吃太咸又喝太多酒。尤其不要第二天一大早就量体重，因为突然且毫无来由的体重增加，可能让您失去勇气，并且削弱您的意志和信心。您等到隔天，最好是大后天再量体重。同时加强饮食法、喝低矿物质的水、严格控制盐分便足以让您回复先前的状态。

·盐能开胃，少盐则会缓和胃口·

这里有一项观察。咸的菜肴增加口水分泌及胃酸，能提高胃口。

反之，清淡的菜肴不大能刺激消化性的分泌，对胃口起不了作用。不幸的是，缺乏盐也会减缓口渴的感觉，而参与杜坎纤食瘦身法的人必须接受在头几天要喝大量饮料的方法，以诱发对水的需求，好回归原来应有的口渴感。

结　论 ✾

　　纯蛋白质饮食法是杜坎纤食瘦身一阶的饮食法，也是由四个连续饮食控制阶段组成的杜坎纤食瘦身法的开端，它是与众不同的瘦身法，是唯一只采用一种营养素，并且明确要求食物含有最大量蛋白质的饮食法。

　　在这个饮食法以及杜坎纤食瘦身法的发展过程中，所有食物卡路里的相关讯息和计算都应该弃之不理。吃多吃少对结果影响不大，重要的是，要吃指定的食物种类。

　　杜坎纤食瘦身法公开的秘密也是它独到之处，它是要多吃、有计划预防饥饿感的饮食瘦身法。饥饿感若突然出现、变得无法控制，瘦身者不再只想吃被允许的蛋白质食物，肆意地被纯然只是满足口欲、低营养、充满糖分、油腻、热量高又不稳定的食物所引诱。

　　所以，杜坎纤食瘦身法的效用与食物的选择息息相关。因为饮食突然被限制在这一类别的食物中，一旦施行上稍有不慎，效率就会变差，并且回到计算卡路里的悲惨规则中。

　　所以这是一个不能只执行半套的饮食法，要么就完全遵循它的法则，不然就免谈。这不仅说明新陈代谢的高效率，还解释了肥胖者心理上的高度认同。因为他们行事为人也依据相同的极端法则。

　　肥胖者具有比较极端的特性，既刻苦努力，但对不想做的事也极度懒散。在杜坎纤食瘦身法每个阶段里，肥胖者都可以找到符合他个人的做法。

　　心理的特征与饮食法的架构意气相投，这种契合的重要性是一般人所难以理解的，但在瘦身过程中却有决定成败的重要性。这种互惠的组合产生对饮食法极高的忠诚度。它使瘦身变得容易，并且完全体现在最后阶段的稳定期。这个阶段重点放在每星期一天的纯蛋白质餐，一天的赎罪，定时又有效的一记出击，而且只有以这种形式，才能被一直在为超重而战的人所接纳。

Chapter4

杜坎纤食瘦身法的实践

　　您进入实践杜坎纤食瘦身法的重要阶段。您已经明白它运作的方式，以及四阶段饮食法的功效。

　　在之前理论性的开场白中，我想让您了解：肥胖不是偶然的，您增加的体重，以及您今天希望减掉的，是被您拒绝的一部分，而它是您体质、心理及自我的呈现。

　　不论来自基因和家族肥胖倾向，还是您的过往；不论是您新陈代谢功能的影响，还是您的个性、喜好、情感，利用吃来满足，以减轻生命中大大小小的不愉快是平常的事。

　　所以，这件事不像表面看来的那么简单，也解释了为什么过去这么多人——或许也包括您，会向口腹之欲投降，以及为什么这么多饮食法都徒劳无功。

　　想要对抗对食的需求这如此强大而古老的力量；对抗来自深处、难以驯服的动物本能，当然不能只靠学习营养学的知识（即使这是科学的做法）和期待肥胖者对本身的自律。

　　对抗蛮横的本能，必须用同样出于本能的办法、同样的语言和论据，进入它的阵地里与之作战。

　　对疾病的恐惧、需要被团体接纳、想要符合社会的标准等，全都是出于本能，它们是今天唯一能激励肥胖者动起来的本能保护墙。但才达到一点功效，外表看起来好些、衣带变宽、爬楼梯不再那么喘，这动力就没了。

　　让肥胖者信服、使用一个瘦身法，或者说使用一个全面的饮食计划，应该利用另一项出于本能的力量——于理有据的权威。

　　这个瘦身法应该由一个外来的权威，一个取代肥胖者的意志来阐述，而且由明确的指令构成，不容许其他的解说、不可以讨价还价，尤其要以能被接受的形式坚持下去，成果得以保存，愈久愈好。

我把杜坎纤食瘦身法建立在蛋白质交替惊人的功效上，并随着一年又一年的实际经验加以调整，配合肥胖者特殊的背景，量身定作了一套零缺点的指令网络。这套指令导引并利用肥胖者极端且热情的天性、英雄特质、刚开始做事的冲劲，弥补了肥胖者缺乏恒心的缺点。

我明白在实际使用时，单一的饮食法不足以完成如此复杂的任务，因此我打造了一套计划、一个全面性、紧密和谐的四阶段饮食法，它们轮番上阵，不让肥胖者有任何面对诱惑与松懈的机会。

现在，该是时候告诉读者如何开始实践这四阶段瘦身法。

↘ 速效期：纯蛋白质饮食法

不管是形态、需要的时间还是进行的方法，杜坎纤食瘦身法总是先从纯蛋白质饮食法开始。它是极为特别的饮食法，我用以制造出"就是它了"的感觉，以及突然改变新陈代谢，结合这些功效，带动了第一波关键性的体重下降。

从现在开始，我将为您逐一审视所有伴随您的第一阶段的食物，同时提供一份建议清单，以方便您选择。

第一阶段需要多少时间，才能确保它展开闪电般的进攻的角色？针对这第一个重要的问题，并没有标准答案。所需要的时间视个案而定。尤其是打算减去的重量和减重者的年龄、之前使用过的饮食法的次数、减重目的，以及个人对蛋白质食物的接受度。

我会就速效期饮食法和您所能期待的结果，做出非常详细的说明。当然，这也和是否完全遵守饮食法的戒律，以及正确选择时间长短有关。

我也会在本章节的最末告诉您，在杜坎纤食瘦身一阶这个开始的过程中，可能会遇到的几种不同反应。

您可以大吃特吃的食物 ✿

在这一到十天不等的期间里，您有权吃以下提到的十大种类食物。

从这十种食物里，您可以尽可能地吃那些您喜欢，或是适合您的食物，没有任何限制，也不管是在一天的哪个时候吃。

您可以自由地混用这些食物。

您可以只选择吃那些您喜欢的，而完全不去碰其他食物。再过分一点，可以一餐甚至一整天只吃一种食物。

重点是得只吃这份完美界定的清单，要知道从很久以前我就开出这份处方，而且没有遗漏任何东西。

您也要知道，一点细微的偏差、稍稍地越界，即使很小，也能引起像是针插气球般的后果。看似轻微的犯规，却足以让您损失这可以自由且毫无限制地吃而得来的珍贵益处。

为了"质"，您将会失去不限量的自由，而且一整天都得枯燥地计算卡路里、"斤斤计较"地吃东西。

所以结论就是，有一个简单而且不能讨价还价的守则：所有在以下清单中提到的是属于您的食物，完完全全属于您，那些不在清单中的就不是您的，暂时先忘了它吧！要知道，在不久的将来，所有食物都会回到您的身边。

▪ 第一种：瘦肉 ▪

这里我说的瘦肉有两种，分别为小牛肉、牛肉。

- 牛肉：所有用来煎烤的部位都可以，尤其是牛排、牛脊、牛腰及牛臀等可以在肉店找到的部位。严格避免肋眼和肋排这两个太油和布满细油花的部分。

- 小牛肉：建议薄肉片和烤肉片。肋排可以，但是要处理掉周围的带状油脂。

- 在这个应该尽可能纯净有效的速效期中，不许食用猪肉（里脊肉除外）和小羊肉。

请以您能适应的方式烹调，但不使用油脂，不用奶油、油，也不可使用鲜奶油，就算是低脂的也不行。

建议的煮法是烧烤，但也可以放进烤箱或烤肉架，或者包锡箔纸烤，甚至用水煮。

烹煮熟度依个人喜好决定。调理的过程中油脂会释出，使得它更接近此饮食法的中心理想：纯蛋白质。

熟绞肉或汉堡肉让容易吃腻大块肉的人多一项选择，可以做成肉丸，加上蛋、香草料，然后放进炉子里烤熟。

冷冻绞肉排可以吃，但要注意脂肪含量不能超过10%。脂含量15%的肉对速效期来说太油了。

再提醒您一次，食用的量并没有限制。

·第二种：动物头部及内脏·

在这个类别里，只有肝脏和舌头可以吃，例如小牛、牛和家禽的肝脏。

小牛及小羊的舌头油脂很少，也可以吃。至于牛舌，只能吃前半部，尤其是最瘦的舌尖部分，要避免太油的舌根。

至于肝脏，维生素丰富，对瘦身非常有用。可惜的是，它富含胆固醇，因此有心血管疾病的人不能吃。

·第三种：鱼类·

在这个食物家族中，没有任何限制与保留。所有鱼类都可以吃，不管是肥是瘦、咸水鱼或淡水鱼、新鲜的还是冷冻的，甚至原味但非油渍的鱼罐头，烟熏或风干处理过的也无妨。

- 虽然咸水鱼含油脂，但都可选食，尤其是沙丁鱼、鲭鱼、鲔鱼和鲑鱼。

- 所有不肥的淡水鱼，比目鱼、鳕鱼、旗鱼、牙鳕（即小鳍鳕鱼）、鳐鱼、鳟鱼、青鳕、萨鱼（地中海鱼）、康鱼，以及其他

比较少见的鱼类。

- 烟熏的鱼也可以，特别是烟熏鲑鱼，油脂多且亮，并不比一块含10%脂肪的牛排还油腻。而烟熏鳟鱼、鳗鱼及黑线鳕也都可以。

- 鱼罐头对时间紧迫的一餐或者放着备用很方便，条件是要食用原味的，像白酒鲔鱼、鲑鱼和鲭鱼，只吃鱼肉，不要吃酱汁。

　　鱼类不要加任何油质来调理，不过可以加上柠檬、洒上香料。不论塞香草、柠檬放进烤箱，还是用香料汤汁来烩鱼都可以。最好是用蒸的，或是以锡箔纸包裹，来保存全部的精华。

·第四种：海鲜类·
　　我把所有甲壳类与贝类放在这组食物。

- 褐虾和瘦虾、红虾、螃蟹、黄道蟹、滨螺、螯虾、龙虾、小龙虾、牡蛎、淡菜、帘蛤和干贝。记得时常利用这类食物，让饮食多样化，让瘦身食谱实行起来像过节的食物。食用它们让人有高度的满足感。

· 第五种：家禽 ·

- 所有家禽，除了扁嘴的鸭、鹅以外，都可以吃，但一定不能吃皮。

- 在纯蛋白质饮食法中，鸡是最常见也最实用的家禽。它所有的部位都可以吃、除了鸡翅内侧，无法和皮分开、太肥的部分。要注意，鸡的不同部位一定有明显不同的脂肪含量，最瘦的是鸡胸，好过鸡腿，然后才是鸡翅。

- 火鸡，任何烹调方式都可以。用平底锅煎肉片，或在炉子里烤鸡腿，放很多的蒜头。小火鸡、珠鸡、鸽子、鹌鹑也可以；雉鸡、小山鹑，还有脂肪不多的野鸭。

- 兔肉是油脂少的肉，可以烧烤或以黄芥末和低脂白奶酪来料理。

· 第六种：豆制品 ·

蛋白质不仅包括从肉类中获取的动物蛋白，还有从植物中提取的植物蛋白。植物蛋白的主要来源之一就是豆制品。豆制品是以大豆、小豆、绿豆、豌豆、蚕豆等豆类为主要原料，经加工而成的食品。大多数豆制品是由大豆的豆浆凝固而成的豆腐及其再制品。

豆制品主要分为两大类，即发酵性豆制品和非发酵性豆制品。发酵性豆制品是以大豆为主要原料，经微生物发酵而成的豆制品，如腐乳等。非发酵性豆制品是指以大豆或其他杂豆为原料制成的豆腐，或豆腐再经卤制、炸卤、熏制、干燥的豆制品，如豆腐、豆浆、豆腐丝、豆腐皮、豆腐干、腐竹、素火腿等。建议您在减重过程中食用未经油炸的无糖类豆制品，如绢豆腐、老豆腐、豆腐皮、豆腐丝、腐竹、豆腐干、无糖豆浆等。

　　豆制品的营养主要体现在其丰富的蛋白质含量上。豆制品所含人体必需氨基酸与动物蛋白相似，同样也含有钙、磷、铁等人体需要的矿物质，含有维生素B1、B2和纤维素。而豆制品中却不含胆固醇，因此，有人提倡肥胖、动脉硬化、高脂血症、高血压、冠心病等患者多吃豆类和豆制品。对健康群体而言，营养来源单一是不可取的，豆制品可以作为蛋白质的来源之一。豆制品是平衡膳食的重要组成部分。

　　豆制品虽然营养丰富，色香味俱佳，但也并非人人皆宜，患有以下疾病者都应当忌食或者少吃：

·消化性溃疡	·胃炎	·肾脏疾病
·糖尿病肾病	·伤寒病	·急性胰腺炎
·痛风	·半乳糖及乳糖不耐受症	·苯丙酮酸尿症

·第七种：蛋·

　　蛋可以带壳水煮，可以是煎蛋，也可以是蛋卷和炒蛋，用不粘锅来调理，也就是说不加油和奶油来煎。

　　为了要吃得比较精致而不单调，您可以加一些虾仁、小龙虾或者一些蟹肉末。洋葱末炒蛋、炒蛋，或放一点芦笋头来提味。

　　在一个对量没有限制的饮食法中，食用蛋会有以下两个关于胆固醇含量和能吃多少的问题。

蛋的确内含丰富的胆固醇，并不建议胆固醇指数过高的人吃太多。建议这些人，每星期最多三到四个蛋黄，而含纯蛋白质的蛋白则没有任何限制，可以用蛋黄对蛋白1：2的比例来调理蛋卷或炒蛋。

体质无法接受蛋的人——有些人真的对蛋黄过敏，这个情形很罕见，但患者自己很清楚，要避免吃蛋黄。

比较常见的是对蛋消化不良，这经常被认为是因为肝功能不佳。这里不去讲质量不好或不新鲜的蛋，肝受不了的并不是蛋本身，而是烹调时用的奶油。

如果您不是真有过敏体质，而且不用油脂来煮蛋，您可以在速效期的短时间内，一天吃一到两颗蛋，而且不会对身体有任何危害。

▪ 第八种：脱脂乳制品 ▪

制造这些食物的目的是便于轻食。它们是真正的乳制品，与传统白奶酪、酸奶、飞司勒白干酪（faisselle et fromages）看起来一样，唯一不同的是它们完全去脂。把牛奶变成奶酪的过程中，会除去牛奶中唯一的糖分：乳糖，所以脱脂乳制品中几乎只有蛋白质。这说明它们在追求纯蛋白质饮食的速效期中，极端的重要性。

酪农在市场上推出新一代的脱脂酸奶有好几年了，添加阿斯巴甜代糖和人工香味，还用果粒来提高甜度。也许阿斯巴甜和外加的香味只是不含卡路里的假效果，但是果粒却掺入了此阶段不想要的少量糖类。这项缺点瑕不掩瑜：这些美好悦目的食物，提供了吃甜点的需求。如此一来，大大提高了继续执行这个特别饮食法的机会。

所以含有添加物的乳制品是准许的。但要看清楚，标示为零脂肪的才可以，因为也有使用全脂牛奶的，热量、脂肪与糖分非常高，完全不适用于这阶段的饮食法。

少量地吃掺有水果的脱脂乳制品是可以的（每天两份），但对那些想在速效期阶段追求闪电般瘦身的人，最好要避免。

· 第九种：每天一公升半的饮料 ·

这是清单上所有的食物中，唯一一定要做到的，其他的则依您意愿自由选择。如同我曾说过的，我要不厌其烦地再说一次，摄取水分是不可或缺，也不能讨价还价的。没有了这个大量喝水排尿的功能，就算完全遵照规定执行，体重还是无法降下来。因为燃烧脂肪所产生的废物，堆积到后来，会熄灭燃脂的火焰。

再者，如果您不喜欢喝冷饮，要知道咖啡、茶和所有冲泡饮料或花草茶也跟水没什么两样，可以算在规定的一公升半的水里。

最后，低卡饮料，像零度可乐，或其他每杯只有一卡路里的他牌饮料，在杜坎纤食瘦身法的每个阶段都可以喝。

营养学家对添加了阿斯巴甜的汽水有一些不同的意见。有人认为它们的替代效果会被人体发觉，继而另谋他物以填补空缺。另一些人则认为饮用它们，会养成对口味和糖分的依赖。

就我而言，过去的经验告诉我，长期节制并不能去除对口味和糖分的依赖。因此我找不出任何理由禁止这没有卡路里的饮品。另一方面，我发现饮用这些汽水更能加强奉行饮食法。而甜味、浓郁的香味、颜色跟节庆饮料的气氛，加总起来令人感官舒畅且满足的食物，能让爱吃零嘴的人，在实行饮食控制时降低对"别种东西"的渴望。

·第十种：魔芋替代主食·

魔芋是种神奇的食物，似乎是针对二十一世纪的人类需求出现的。魔芋本身是食物，能吸收一同烹调的食物的味道，质地和外观上又有很大的可塑性，可以随我们心意被调制成其他食物的替代品。如我前述，在一个资源匮乏的环境下，糖分是对人体最有用的营养成分，能即时被利用，促使胰腺分泌胰岛素以利于体重的增加和脂肪的产生。而在当今世界物资丰足的地域，大家需要的不是增重，而是减肥。

因此，魔芋成了替代米饭和面食的不二之选。您会发现，只要调味适当，魔芋取代主食其实是很方便的。此外，魔芋很容易带来饱足感，又基本不含热量，您尽可大快朵颐而全无后顾之忧。用魔芋成分制作的主食"仿真度"如此之高，很多情况下不特别提醒的话一般人甚至不会察觉。所以好好享用这一神奇食物吧，在无饥饿感的前提下轻松瘦身。

·辅助食材·

- 脱脂牛奶，不管是鲜奶、保久乳或是奶粉都可以饮用。加在茶或咖啡里，能使味道变好、变浓；也能加在调料、酱汁、布丁及其他东西中。

- 糖不可以吃，不过世界上最知名、最广为使用的合成添加物阿斯巴甜代糖则完全可以使用，没有任何限制。即使怀孕妇女也可以使用，已经证实这对孕妇完全无害。

- 醋、香料、香草、百里香、大蒜、欧芹、洋葱、红葱、细香葱，甚至所有的辛香料，不只可以使用，还要大力推荐。利用它们，能使食物口味丰富，也能提升食物的美味价值，也就是说，抓住所有透过神经中枢管理的过饱感觉，增强胀的威力。

- 酸黄瓜和洋葱也可以吃，条件是只用来提味。一旦数量超出提味的功能，就会变成蔬菜，使它们跨越纯蛋白质饮食法的框架。

- 柠檬可以搭配鱼和海产，去腥添香，但不能以原汁与柠檬水的形式来喝。就算不甜，已不是提味用途，而是一种水果。柠檬汁喝起来的确是酸的，但还是有糖分，不适合纯蛋白质饮食。

- 盐和黄芥末可以吃，不过得节制些，尤其在水分滞留的危险期，例如少女紊乱的经期、妇女的停经前期或是进行荷尔蒙代换疗程的时候。至于重口味的人，有无盐芥末和控制营养的低钠盐可代替。

- 普通的西红柿酱不可以吃，因为太甜又太咸。不过也有饮食控制用的无糖西红柿酱，得节制食用量。

- 对习惯吃零食的人来说，在进行饮食法的过程中，口香糖非常有用。光是无糖还不够，还要能符合纯蛋白质的要求。适用的口香糖只能添加阿斯巴甜，不可以添加山梨糖醇（Sorbitol），它虽是代谢比蔗糖缓慢的糖，不过仍旧是一种糖。

- 禁止所有的油。假使有些油，像是橄榄油，被证实对心脏和动脉很好；但它们的油和脂肪质并没有比较少，那么在纯蛋白质饮食法中就没有它们的位置。相反的，石蜡油可以用以制作油醋酱，但不可用来烹煮。因为它太过滑润，可能会恼人地加快食物通过肠道的速度，必须少量使用，并以气泡矿泉水来稀释，以减缓并降低它高涨的油腻度。

速效期摘要

　　除了辅助食材和先前描述的十大类食物之外，所有剩余的，没在清单上、没被特意提及的，在这个特别短的速效期饮食法的期间全数禁止。

几项一般建议 ✳

▪ 您想吃就吃 ▪

别忘了这套饮食法的秘诀是多吃，在饥饿感突然来袭前就吃，以免屈服于清单上所没有的诱人食物。

▪ 一定要吃正餐 ▪

不吃正餐是严重的错误。虽然出于求好心切，却使饮食法更加不稳定。省下的那一餐，不仅很快就被吃太多的下一餐给弥补过来，而且还会有反效果。因为身体会更加密集地提取卡路里，不断地提取，直到储存的能量用尽。此外，压抑太久而不停煽动的饥饿感，会把目标转向比较丰美的食物，需要更大毅力来抗拒。若是太常受撩拨，会降低坚强的减重动机。

▪ 每次进食就喝水 ▪

为了某些奇怪的理由，大众的心里残留了一个七十年代的禁令，它大力宣扬进餐时不喝水。这个对一般人不好不坏的禁令，对正在施行饮食控制的人却有害，特别是实行纯蛋白质饮食法的人。因为吃东西时忽略了饮水，增加忘记喝水的危险。此外，进食的时候喝水，会增加胃容物的体积，让胃部产生饱足感。最后，水稀释食物，减缓吸收，延长饱足的时间。

▪ 随时储存饮食法必需的食物 ▪

总是在身边或冰箱里存放足量可任选的这十大类食物，它们将是您的朋友及"护身符"。出门的时候带在身上，因为大多数的蛋白质食物需要烹调，而且与糖类和脂质不同的是，它们比较不易保存，也不像饼干或巧克力，容易在橱柜或抽屉里找到。

· 吃东西之前，确认是在清单上的食物 ·

为了便于确认，第一个星期把清单带在身上。只需简单的两三行提纲：瘦肉及动物头部及内脏、鱼类与海鲜、家禽、火腿、蛋、乳制品、水，豆制品、魔芋。

· 早　餐 ·

早餐经常是特殊的讨论主题。因为法国人在饮食文化上，习惯一天的第一餐不吃蛋白质食物，这跟英国人相反。但这一餐也不能跳脱纯蛋白质的逻辑。加或不加阿斯巴甜的咖啡或茶，可以加一些脱脂牛奶。也可以多吃一份乳制品、一个水煮蛋、一片火鸡肉或去脂火腿。它们在营养价值上比甜面包或巧克力玉米片更令人满意，并且使人饱足而精力充沛。

对不能没有谷类、便秘的人、大胃王和早餐抗拒蛋白质的人，我也准备了一个烘饼食谱，它适用于蛋白质饮食法。

这种烘饼的做法是将一汤匙的麦麸和两汤匙的燕麦麸混合，依据胃口大小和对胆固醇的限制与否，加入一个蛋白或一个全蛋，再加上一汤匙脱脂白奶酪。全部混合后，放入不粘锅中煎煮。可以用滴上一滴油的餐巾纸涂抹锅子表面。这道料理介于烘饼、荞麦煎饼和布尔小煎饼（blini），充满可溶性纤维。近期许多研究显示，可溶性纤维吸收水分后，会在消化道内集结成块，在细胞质的液泡中形成膏状物，锁进营养素和卡路里，然后和粪便一起排出。不过，尽管纤维有这么大的好处，一天还是不能吃超过一次，否则会干扰纯蛋白质特有的运作方式。

▪ 在餐馆 ▪

这是这套饮食法最容易按章行事的情况。前菜为鸡蛋冻、一片烟熏鲑鱼或一托盘的海鲜。主菜有很多选择，一片牛肉、煎牛腰、小牛肋排、鱼或家禽。主菜之后，麻烦来了。酷爱吃甜食或奶酪的人可能会与诱惑正面交锋，最佳的防御策略是一杯咖啡。如果继续聊天的话，不妨再来一杯。有些餐馆开始建议少脂甚至去脂的乳制品。如果情况不是这样，那就预备一些原味或加了果粒的酸奶，放在您的办公室或车上，这样可以让您用新鲜浓郁的甜点来结束这一餐。

速效期的时间长短 ✿

▪ 重要的选择 ▪

速效期是杜坎纤食瘦身法最重要的阶段之一，这个利用纯蛋白质闪电般的进攻方式，既是瘦身法第一道推力的发动器，也是之后连接其他三阶段饮食法直到最终稳定期的架构和第一个模型。

蛋白质是密度非常高、长时间占据消化系统的食物，会制造出很强大的饱足感。尤其在代谢过程中，会分解出以饱胀作用闻名的酮体，这使纯蛋白质能保证随便进食的行为，使不平衡的饮食恢复秩序。

这个时期的效能强大，会产生立即而明显的成果，使追随它的减重者感到舒畅又有活力，因而巩固了摆脱肥胖的意愿。

因此，第一阶段的成功非常重要，而界定理想的时间长短又是决定成败的要素。

· 速效期一般平均的时间是五天 ·

这是让杜坎纤食瘦身法呈现出最佳成果的时间长度。既不会产生代谢的反抗，也不会使实行者感到厌烦。这个时间长度也很适合一般过胖者最想减去的重量，大约十到二十公斤。我们可以在章节的最末看到完全奉行本饮食法所呈现的数字。

· 给野心较小、减重目标少于十公斤者 ·

最佳的处理方案是三天的速效期，得以不费吹灰之力地直接进入蛋白质交替饮食法。

· 给偶尔想减重少于五公斤者 ·

要是想避免起步太猛烈，那么仅施行一天就够了。这个作为开端的第一天利用了有别于日常饮食的效果，使人体受到"袭击"，因而有了令人难以置信，却鼓舞人继续前进的减重成效。

· 给严重的肥胖症患者 ·

下述这些非常特殊的情况，经过医师的评估之后，速效期可以延长至七天，甚至十天。这些情况包括想减去超过二十公斤的体重、减重动机非常强烈，以及之前已试过好几种饮食法最终却失败。唯一的前提是得不停地喝水。

纯蛋白质饮食法过程中的几种反应 ✿

· "奇击"效果及适应新的饮食方式 ·

施行纯蛋白质饮食法的第一天是适应与作战的一天。当然，门槛定得很宽松，可以食用很多常用且滋味好的食物。虽然同时也禁止许多肥胖者习惯吃的东西，不过可食用的种类和数量之多常常出乎意料。

要抚平这种受限制的感觉，得充分利用这个饮食法的可能性，否则它会使原本动机薄弱者退缩。它是第一个可以将那些扎实而珍贵的食物"吃到饱"的饮食法，例如牛肉、小牛肉、鱼（不管是哪一种），也包括烟熏鲑鱼、鲔鱼罐头、黑线鳕、牡蛎、小龙虾、炒蛋、多种选择的脱脂乳制品、低脂火腿以及脱脂奶制的布丁。所以，第一天就是要尽量吃，用量来取代质的缺乏，最重要的是，让您的四周，包括橱柜或冰箱里，永远都有"全部"必需的，而且也被允许的食物。

如果再加上喝了很多水，您将有被"占据"的感觉，并且很快就会觉得肚子胀。也会因为不习惯喝这么多水而小解频繁，肾脏不得不打开阀门并排除残渣。

这个排水功能会"挤干"女性不常过滤、有水分滞留的组织，包括下肢组织，像大腿、小腿和脚踝，取不下戒指的肥肿手指以及脸。

第二天早上您就可以站在磅秤上，为这些初步的巨大成效感到惊讶。

要经常量体重，尤其是前三天。前一个小时与后一个小时，都可能有新的发现。另外最好也保持每天秤重的习惯，因为如果磷秤是变胖的敌人，那它就是瘦身的朋友以及公平的奖励，再细微的体重减轻，都将是您最佳的兴奋剂。

刚开始的两天可能会感觉到些许疲惫，但小小的坚持就能继续长久的努力。

这是一个充满意外的时期，身体不计较也不反抗地燃烧，所以这不是让它额外透支的恰当时机。因此得避免在这个时期从事激烈的活动或竞争性的运动，特别是高海拔的滑雪。但也别因此而放弃了平常所进行的体操、慢跑或游泳。

从第三天开始，疲惫会消失，取而代之的是舒畅有活力的感觉，继而加强由磷秤而来的鼓舞讯息。

·出现口气不佳以及口干的感觉·

这些症状并不只出现在纯蛋白质饮食法，所有瘦身饮食法都会出现。然而这时会比渐进式的饮食法更明显一点。这代表您正在变瘦，而您应该满意地接纳这些成功的讯息。多喝点水来改善症状。

·第四天后，出现便秘的情况·

容易便秘以及水喝太少的人对此特别敏感。至于其他人则是排便次数变少，但还称不上便秘。这个状况是由于蛋白质食物纤维含量很少，因此废物明显减少；而有较多纤维的食物，像水果和蔬菜，在速效期还不能吃。如果排便减少让您忧心，那就买细片的麦麸，加在酸奶里，可尝到谷类的口感。或者做一个麦麸搭配燕麦麸，加蛋及白奶酪的烘饼。还是要照预计的量多喝水，因为除了大家都知道的利尿功能，水也能使大便水分增加、变软，改善排便量，促进肠道通畅。

▪应该服用维生素吗▪ ❓

　　我建议吃。但若速效期只有三到五天，就不是绝对必要。相反的，如果要大幅度减重，拉长纯蛋白质饮食法的时间，每天定量补充综合维生素是有用的。要避免剂量过高或来源过多带来的有害堆积。其实，通常最好也最有用的，是吃含有维生素的食物，例如调理一片小牛肝，以及每天早上一汤匙的啤酒酵母，并且每周两次。一旦可以吃蔬菜，还可以准备由莴苣、生青椒、西红柿、胡萝卜、菊苣为食材的好吃的色拉。

对纯蛋白质饮食法可以有什么期待？ ✿

▪产生阻力或助力的一般因素▪

　　对于这个以食物为主，并在如此短的时间内，进行的纯蛋白质饮食法，我们可以期待它减少的体重，绝不亚于吃药或完全禁食的结果。

　　然而，减少的量得看原本的体重而定。不用说也知道，一个体重超过一百公斤的肥胖者，比一个本来就瘦、想在假期之前减掉多余重量的年轻妇女，更容易甩掉几公斤的重量。

　　下面几个变量，也会影响结果。例如之前已经试过好几种瘦身方法所造成的免疫效果，以及年龄。女性方面则是荷尔蒙变化的时侯，像青春期、生产过后、使用口服避孕药。尤其特别的是，步入更年期前的短暂性经期混乱。除了这些，最麻烦的是荷尔蒙替换疗法的反复尝试与延长。

·速效期五天者·

这是最常被执行，也是最有效的天数，体重通常能减少两到三公斤。在某些肥胖者身上，还可以达到四公斤甚至于五公斤，尤其是活动力强的男性。就算是最差的状况，像正在进行荷尔蒙替换疗法、水分滞留与臃肿的更年期妇女，也能减掉一公斤。

您必须知道，在经期之前，有三到四天的时间，女性的身体会"吃水"。水的滞留减少了废物的排放，熄灭脂肪的燃烧。时间久了，效能减低，体重会停滞不动。

这并不代表体重的减轻有所中断，只不过因为水分滞留而隐匿、延后罢了。在月经开始后的第二到三天，减重效果就会再出现。

这件事如果不经了解和说明，可能会使那些女性以为努力却得不到报酬，觉得毫无希望，打碎了她们的决心，然后放弃。在下这种决定之前，永远要等到月经的末期、经期前"高水位"后的"低水位"。隔天起床排尿后，水分一排除，磅秤显示的是让人乐晕了的数字，突然掉了一到两公斤的情形并不少见。

·速效期三天者·

预期可以减掉一到二点五公斤。

·速效期只有一天或第一天者·

体重通常就会掉一公斤。由于饮食突然改变，成效最显著。

速效期饮食摘要 ♥♥

　　速效期的时间可长可短，通常是一到十天。在这段期间，您可以食用以下所提到的十大类食物。

　　不论何时，不限数量，您可以取用十大类食物中您喜欢吃或是敢吃的东西。也可以将这些食物随意混合食用。

　　要诀简单但要严格遵守。以下所列举的食物您都是可以吃的。没有在名单上的，就是不可以吃的。要知道，杜坎在接下去的阶段里，在很短的时间内，就可以让你恢复正常的饮食习惯，所以现在忘记那些不可以吃的东西吧！

♥ 瘦肉类：小牛肉、牛肉（除了大、小排两部位）和马肉。去除油脂部分，以烧烤或用烤箱烹煮。

♥ 内脏类：肝脏、腰子和牛舌。

♥ 鱼类：所有鱼类，不限含油量多寡；淡水鱼、深海鱼；生的或熟的，全都可以食用。

♥ 海鲜类：包括贝类和甲壳类。

♥ 家禽类：鸭子不宜，其他家禽要去皮。

♥ 蛋类。

♥ 低脂乳制品。

♥ 一公升半的饮水或饮料，如：咖啡、茶、花草茶。

♥ 辅助食材：醋、植物香料、草本佐料、辛香佐料、酸黄瓜、柠檬（并非柠檬汁）、盐和芥末（适量使用）。

> ♥ 豆制品。

> ♥ 魔芋。

您只能摄取上述所提的十大类和辅助食材。其他东西都不可以吃。没有明确提到的食物，在这个阶段禁止食用。

请把精神集中在这些可以吃的东西上，并且将其他不可以吃的东西抛到脑后。

试着变化餐点，任意选择，互相搭配这十大类食物。一定要试着变换每一餐，而且不要忘记，以上列出的这些可以吃的东西，完全属于您，您可以随意食用。

╲ 缓效期：蛋白质日与蛋白质配蔬菜日的交替

在速效期之后，杜坎纤食瘦身法中的蛋白质日与蛋白质配蔬菜日的交替正式登场。这项饮食法必须不间断地持续，直到达到您所期望的体重为止。

蛋白质交替饮食法分为"蛋白质配蔬菜饮食法"及"纯蛋白质饮食法"。这两种饮食法要不断交替使用，以达到理想体重。

先前我们已经详细介绍纯蛋白质饮食法，现在让我们一起来认识蛋白质配蔬菜饮食法。

缓效期其实和速效期一样，两种饮食法交替使用的步调没有一定的准则，可以依照我在这个章节所解释的方法，依个人不同的情形和状况来调整。不过五天采用蛋白质混合蔬菜饮食法，五天采用纯蛋白质饮食法，是最常见且最有效的方式。

当您结束速效期，此时身体对绿色蔬菜及生菜类的需求十分强烈。这个现象特别反应在速效期是五天的人。所以在缓效期这个时间点加入蔬菜再好也不过。

说得明白一些，所有在速效期可食用的东西都可以在缓效期里不限数量、时间及种类混合食用。但千万记得，可别只吃蔬菜却不摄取蛋白质。

可食用与不可食用的蔬菜种类 ✿

在缓效期里，除了摄取蛋白质，还可以生吃或烹煮各种蔬菜。食用的数量和时间都没有严格限制，您可以自由选择不同的蔬菜搭配混食。可选用的蔬菜如下：西红柿、黄瓜、菠菜、芦笋、葱、甘蓝菜、香菇、芹菜、茴香、生菜类、苦苣、甜菜、茄子、节瓜和甜椒类，也可以食用红萝卜和甜菜根，但不要餐餐都吃。

不可以食用淀粉类或含淀粉成分的蔬菜种类，如马铃薯、米、玉米、豌豆、青豌豆、干碗豆、鹰嘴豆、干裂豌豆、蚕豆、小扁豆和四季豆。有些人把酪梨当成青色蔬菜，其实是错的。别忘了酪梨是水果，而且富含油质，所以不宜选用。

至于朝鲜蓟和波罗门参也要避免。因为它们介于绿色蔬菜和含淀粉成分的蔬菜之间，无法像其他蔬菜可以不限数量地取食。

如何不使用食用油烹调蔬菜？ ❀

· 凉拌 ·

将用清水煮熟后的蔬菜或生蔬菜切好后，加入调味料，如盐或生抽、醋等，然后拌均匀。

西芹拌百合

适用阶段：蛋白质配蔬菜日

准备：10分钟　烹制：10分钟

原料：西芹150克、百合100克、甜椒50克
调料：盐、鸡粉

制作方法：

西芹和红椒洗净切片，百合洗净备用；

锅里加入清水烧开，加入盐，蘑菇粉调味；

将西芹，红椒，百合分别焯水后捞出沥干水分，根据个人口味加入少许盐或者生抽拌匀即可。

· 白灼 ·

"灼"是粤菜烹调的一种技法，以煮滚的水或汤，将生的食物烫熟，称为灼。常用于的蔬菜有芦笋、芥兰等。

白灼芦笋

适用阶段：蛋白质配蔬菜日

准备：3分钟　　　烹制：4分钟

原料：芦笋250克、水2000克、生抽2大勺、粗盐7.5克

制作方法：

芦笋去掉根部老的部分，切寸段；
起锅加水烧开，加粗盐，再加芦笋煮4分钟，盛出装盘淋上李锦记白灼汁即成。

· 上汤 ·

　　将蔬菜和事先准备好的高汤一起烹制的烹饪方法，常用于白菜、豆苗、米苋、芦笋、菠菜等。

上汤娃娃菜

适用阶段：蛋白质配蔬菜日

准备：10分钟　　　烹制：10分钟

原料：娃娃菜200克、皮蛋半只、干贝10克
调料：蒜2瓣、盐、蘑菇粉、低脂清鸡汤200毫升

制作方法：

娃娃菜切段，用开水焯熟后备用；
蒜切片，皮蛋切片，干贝用温水浸泡备用；
将蒜放入锅中煸炒，加入鸡汤烧开后放入皮蛋，干贝，加少许盐，蘑菇粉调味，最后放入娃娃菜中火煮3分钟即可。

▪蒸▪

蒸是烹饪方法的一种，指把经过调味后的食品原料放在器皿中，再置入蒸笼利用蒸汽使其成熟的过程。由于蒸具将食与水分开，纵令水沸，也不致触及食物，使食物的营养价值全部保持于食物内，不易遭受破坏，保持食品的原汁原味。而且，比起炒、炸等烹饪方法，蒸出来的饭菜所含的油脂要少得多，非常健康。常用于南瓜、茄子、娃娃菜等。

蒸茄子

适用阶段：蛋白质配蔬菜日

准备：5分钟　烹制：15分钟(或微波炉5分钟)

原料：茄子200克、香菜20克、芝麻10克
调料：蒜2瓣、葱5克、生抽1大勺、香醋1大勺

制作方法：

将茄子切成5厘米长、0.5厘米宽的条；
上笼蒸15分钟至茄肉酥烂(也可将茄子放在微波炉里盖上保鲜膜高火加热5分钟)；
将香菜、葱、蒜切末后与茄子一起加生抽、醋拌匀，撒上芝麻即可。

▪使用西式色拉酱生拌▪

西餐中蔬菜大多加色拉酱汁凉拌生吃，但西式色拉酱汁中大多含有油脂且热量较高，下面介绍几种不含油的色拉酱汁的制作方法。

杜坎蛋黄酱

适用阶段：纯蛋白质日

准备：10分钟　烹制：10分钟

原料：蛋黄1个、芥末酱1小勺、脱脂酸奶3大勺、葱5克、香菜5克、盐、少许黑胡椒，葱、香菜切末

制作方法：

将蛋黄和芥末酱搅拌均匀后加盐、黑胡椒调味，倒入葱花和香菜末，逐渐加入老酸奶慢慢搅拌均匀即可。(请放入冰箱保存)

色拉酱

适用阶段：纯蛋白质日

准备：5分钟　　　烹制：10分钟

原料：盐少许、芥末酱1小勺、柠檬汁2大勺、脱脂酸奶1小罐、蛋黄1个

制作方法：

将所有原料搅拌均匀即可。

· 配　菜 ·

这时我们可以选用菠菜、葱、十字花科蔬菜、香菇和芹菜。

这些蔬菜都可以用水烫熟，更可以蒸食，以确保蔬菜中多种维生素不会流失。

我们也可以将这些蔬菜放入烤箱，和肉汁或是鱼汁一起烹

调。最常见的做法是茴香狼鲈、西红柿鲷鱼或甘蓝菜包牛肉。

最后再用锡箔纸包裹放进烤箱。锡箔纸的好处很多，不但可以锁住食物的美味，也可以留住食物的营养。鱼类最适合以这种方式烹调，锡箔纸使得鲑鱼在葱末和茄子泥的保护下，依旧鲜嫩多汁。

蛋白质日与蛋白质配蔬菜日的交替丰富了先前的纯蛋白质餐，带给我们新鲜感，也使得整个瘦身饮食变得更无负担。从缓效期开始，您的减肥餐不妨从色彩丰富、口感十足的生菜色拉着手；晚餐或是冬天时，也可以来碗可口的蔬菜汤，接着再吃一道由慢火烹调、加上各式蔬菜和佐料的肉类或鱼类。

可以吃的蔬菜量 ✿

原则上，蔬菜的数量没有限定。不过建议还是不要过量，以吃饱为原则。我认识很多病人，常常准备了一大堆生菜色拉，明明已经吃饱了，却仍大口大口地，如同嚼口香糖般把生菜吞进肚子里。要小心，因为蔬菜并不是全然无害。不要过量摄取蔬菜，吃饱即可。这样并不会改变杜坎纤食瘦身法中"无限量"的法则。不论您吃了多少蔬菜，体重都会下降，只是下降的幅度不大，而且会有停滞的现象。

这是从速效期进入缓效期、开始食用蔬菜后，最常见的现象，在此我详细说明一下。

通常，在速效期时，体重会大幅下降；但一旦开始食用蔬菜后，磅秤就像坏了一样，指针一动也不动，体重不但停止下降，甚至有复胖的迹象。别担心！您没有做错，那么，究竟是出了什么问题呢？

在速效期，纯蛋白质饮食法使得身体出现了强大的"排水"功能，不但可以去除体内储存的油脂，还会排去积存体内已久的大量水分。就是这种加分的作用，让我们的体重快速减少。

不过，一旦开始摄取蔬菜，原本被强制排掉的水分就全都回来了，这就是体重迟迟无法继续下降的原因。其实减肥在于减去体内的油脂，往往因为体内水分的关系，让人误以为没有减掉体重。多点耐心吧！等到再次食用纯蛋白质餐，水分就会被大量排减，这时您就会知道，原来已经瘦了那么多。

虽说在缓效期要达到预定的体重，但是纯蛋白质饮食法就如同火车头，是决定杜坎纤食瘦身法功效的关键。不要惊讶当您食用纯蛋白质餐时，体重骤降；而开始摄取蔬菜后，体重又一直降不下来。感觉整个体重下降的曲线像是在走楼梯一样。

缓效期的频率 ✿

缓效期靠着速效期带起的冲劲及速度，继续进行并且身负重责大任直达理想体重，是杜坎纤食瘦身法中减重时间最长的时期。

在这个时期，因开始食用蔬菜，大大地影响了纯蛋白质的功效。这个阶段的减肥餐以轮流交替的方式来摄取蛋白质和蔬菜，这让瘦身的效果一下子明显、一下子不明显。几个星期下来，体重往往是在纯蛋白质摄取时期下降，因为身体没有办法抵挡纯蛋白质饮食法的威力；但只要开始蛋白质混合蔬菜饮食法，我们的身体就会抢回主导权，开始反抗。缓效期就是体重忽而剧降、忽而停滞地不断循环，周而复始，一直到最后。

该以怎样的频率交替呢？

- 最有效且最能合乎瘦身者心态的交替频率为5：5，即为五天使用纯蛋白质饮食法，五天使用蛋白质混合蔬菜饮食法。这并非最容易做到的交替频率，但瘦身者都爱面对挑战。而且事实证明，这样的频率效果最好。

- 另一种频率为1：1，就是一天只吃肉，而另一天则是肉和蔬菜都吃。这样的频率最适合没有严重过胖问题的人、想要减掉十公斤以内的瘦身者，或是一些心意不决的肥胖者。我们也可以在实施频率5：5之后，采用1：1频率，让身体休息一下、喘口气。

- 第三种方式为2：5。适合想要减掉少许体重的人。可以在每星期中，两天施行纯蛋白质饮食法，五天摄取蛋白质和蔬菜。

- 和2：5频率相似的为频率2：0。也就是在每星期中，两天采用纯蛋白质饮食法，其他五天正常饮食，不要特别节食，也不要暴食。这种方式最适合易胖体质的女性，她们多半上半身很瘦，像肩膀、胸部和脸这些部分；下半身却很臃肿，如髋部、大腿。这种局部性的瘦身饮食有着极佳的局部瘦身效果，也不会让上半身变得更瘦。

我们可以期待减掉多少体重呢？ ✿

我们很难去估计每星期可以减掉的体重是多少，尤其是如果体重超重很多，而又希望能减掉二十公斤，甚至更多。不过经验告诉我们，通常平均减掉的体重为一星期一公斤。

在瘦身初期，一般减掉的体重会高于一公斤，刚开始的时候还有可能达到一公斤半。这样下去，便有可能在两个月内减去十公斤。

不过两个月后，体重下降的幅度会渐渐趋于平缓，那是因为身体新陈代谢产生防御作用的关系，有关这点，我会在杜坎纤食瘦身法的第三个阶段——巩固期里作详细说明。一开始，体重下降的幅度为每星期一公斤，但过了一段时间之后，下降幅度变小，且产生停滞的现象。最常发生在没有确实遵守瘦身饮食法的日子里或是月经到来的时候。

为此，我们必须了解，在瘦身刚开始的时候，身体机能并不会对瘦身法产生反抗，体重也就很容易地降了下来。但时间久了，体内储存的脂肪流失愈来愈厉害，身体便开始反抗。

理论上来说，这正是更该加强瘦身饮食法的时候。但很多的瘦身者却是反其道而行。原本坚定的意志开始动摇；对美食的欲望重新增强；外在的诱惑也愈来愈多，但真正威胁瘦身成果的因素并不是这些。在减掉最初的十公斤后，以往的美好曲线、身体的柔软度，全都回来了；因为肥胖所导致的"窒息感"也不翼而飞；您因此得到许多赞美，很多过去不能穿的衣服，现在也都可以穿了。

　　这些减重下的短期成果，和瘦身者抱持"只要吃一次就好"的心态，使得瘦身决心动摇，开始不遵守瘦身法规则。也总在犯规后又猛然想起守规定的重要性。这些因素打乱了整个瘦身计划，威胁所有瘦身成果。

　　这便是所有瘦身者在还未成功瘦身之际所面临的种种情形。初期的瘦身成果让他们感到满意，也让他们变得松懈，最后输掉了这盘棋。要知道，有一半的瘦身者在半途就出局了，因为他们往往陷入毅力疲乏或得意自满的陷阱里。

在这样的心态下，通常会有三种瘦身结果：

- 因高兴自满而放弃瘦身，并陷入无可救药的自暴自弃心态。这种深沉的失败感导致体重快速复胖，并很有可能超出减重前的重量。T_T

- 重新开始，回到最初，并且一直坚持达到理想体重。>﹏<

- 自知无法继续坚持下去，但想尽办法留住努力的成果，为此中断杜坎纤食瘦身法的缓效期，直接进入体重减轻的巩固期。后者比起前者更多元、更容易实行（十天瘦一公斤）。然后在稳定期时自由选食，只要每星期中有一天吃纯蛋白质餐即可。

缓效期该维持多久呢？

缓效期是杜坎纤食瘦身法的核心阶段。在速效期猛烈的攻势后，缓效期一次帮我们把体重降至预期中理想的重量。

缓效期多半需要持续二十个星期，也就是五个月左右，大约可以减掉二十公斤。这项估计，适用于一般的肥胖案例，而非特殊情况。

特殊情况如下：

- 心理因素：瘦身者毅力薄弱、瘦身动机不明显。

- 生理因素：具有家族肥胖基因。

- 减肥史：曾经有过失败的减肥经验，通常是因不正确地使用不当的瘦身法或是半途而废。

- 身体激素转变：生理期来临前后、怀孕时和停经前后，女性朋友的身体激素都会改变。尤以在更年期时，接受过量的荷尔蒙治疗时最明显。

在这四种特殊情况下，体重下降速度较缓，需要个别的调整。即便如此，瘦身法仍然十分有效。在最初的两三个星期中，瘦身法可以阻断身体机能的反抗和潜在的抑制能力。因此可以减掉四到五公斤。然而，这时上述四项扰人的因素又开始作祟，影响体重下降的趋势。

- 有严重易胖问题的人，以不到一个月的时间减去四到五公斤之后，会以每星期不到一公斤的速度慢慢变瘦。在接下来的一个月里，大概可以瘦下三公斤。这样的速度维持两三个月后，可以减掉总共约十五公斤。不过每个月减掉的体重，还会愈来愈少，最后变成一个月两公斤或是一公斤半。面对体重下降趋势愈来愈平缓，到底还该不该继续减肥呢？答案通常是否定的。除非您有严重的糖尿病或是关节上的毛病，不能开刀而且很严重，才需要继续坚持瘦身；或是您有其他不可抗拒的个人因素。不然，在这种情形下，最好不要继续，以免影响现有的瘦身成果。应该要好好守住现在的体重，维持下去。等到适当的时机，一旦身体机能恢复后，便可以达到之前预设的理想体重——缓效期施行四个月后，减掉十五公斤。

- 缺乏动机和毅力不够的瘦身者就没有那么幸运。在减掉四五公斤之后，吃的欲望和放弃瘦身的想法接踵而至。幸运的话，身边会有人提醒，拉他一把，这人很可能是他的医生。如此一来，就又可以在五星期内减掉五公斤。但是要赶快进入巩固期，甚至要以更快的速度完成稳定期，并且终其一生，每星期吃一次纯蛋白质餐。想减肥没有其他的方法，只能这样做，如果瘦身者没有办法接受，就不要轻易尝试杜坎纤食瘦身法。瘦身目标：缓效期两个半月后，减掉十公斤的体重。

- 曾经有失败经验的瘦身者有福了！杜坎纤食瘦身法的速效期让他明显地瘦身，效果十分惊人。在最初的三星期，可以减去五公斤。如果确实遵守杜坎纤食瘦身法的各项规定阶段和四阶段饮食法，那么就可以继续瘦下去，并在六个月后，减去二十公斤。这跟一般案例的瘦身者，没有多大的差别。而先前因不好经验所留下的"瘦身抗体"，只会在蛋白质混合蔬菜饮食期起作用；在纯蛋白质饮食期，不会有任何反应。所以，即便"瘦身抗体"在缓效期会有所反应，我们也无须担心杜坎纤食瘦身法的成效。

- 激素分泌过多或不正常的女性，对瘦身多半抱有坚定的态度！但这样的生理状况让减肥变成一件困难的事。而这样的人也最可以感受到瘦身过程的辛苦。在她们身上，杜坎纤食瘦身法似乎没有功效，比起刚刚所提到的三种情况，这些女性更难甩开自己身上的负担。她们应该在瘦身前，请教妇科医生或是一般内科医生，改善身体激素分泌的情形，这样瘦身的效果才会更好。更年期时的可能性复胖并不是世界末日，虽然这会是一段难熬的日子，但只要做好六个月到一年的准备，接受荷尔蒙治疗，从最轻微的剂量开始，直到找到适当的剂量，还是可以有效地减去过重的体重。在没有改善、治疗身体激素的情况下，需要花一年的时间来减掉二十公斤。在这一年里，每一天都会过得很辛苦，但还是有很多女性做得到。如果接受专业的治疗，摄取自然荷尔蒙，有时服用药物抑制醛固酮，达到促进身体排泄和消除水肿，这样只需花上六到七个月的时间，就可以减掉二十公斤。

可以继续食用速效期中所有饮食项目，并开始生吃或是烹煮各类蔬菜。没有数量的规定，也没有时间或混食方面的限制。可以食用的蔬菜如下：西红柿、黄瓜、樱桃萝卜、菠菜、芦笋、葱、甘蓝菜、香菇、芹菜、茴香、生菜类、菊苣、甜菜、茄子、节瓜和甜椒类，也可以食用红萝卜和甜菜根，但不要餐餐都吃。在缓效期，分别轮流使用纯蛋白质饮食法和蛋白质混合蔬菜饮食法，一直到体重达到预设目标。

↘ 重要阶段：巩固期

您的体重达到理想了吗？预定的目标达成了吗？还是体重尚未达到标准，只成功了一半呢？不管如何，您现在应该知道，坚持下去要付出很大的心力，而这得来不易的成果，也会随时不见。

最困难的时刻已经过去了，您现在已经"安全着陆"。您的身体和长期的努力终于得到回报了！不过，现阶段您最大的敌人，就是这辛苦得来的胜利。虽然体重瘦了下来，但您仍有更多的瘦身空间。您现在就好像是火车上过站的乘客，火车在一个不知名的车站停了下来，但这只是个短暂的休息，下车的时间还没有到。火车可能随时开动，您可以继续留在车上，前往下一站，也可以选择下车，卸下行李。您还需要找个落脚的地方，找个工作，认识一些朋友。同样地，好不容易得到的体重，一定要好好维持，不要给它太多"离去"的机会，这样它才会真正属于您。

除去您已经瘦身成功，可以恢复往日饮食习惯的幻想吧！

不然，那将会是一场大灾难。旧习一旦恢复，之前的恶果都会回来。那就不是瘦身法有没有效的问题了！面对这样的结果，又有哪位瘦身者可以接受呢?

您会选择杜坎纤食瘦身法的原因并非偶然。尤其是当您先前过重或是曾经减过肥但又复胖。不管您是因为家族遗传，还是吃得太多，减掉的过多体重就像是存在计算机记忆库里的数据，刻在您的硬盘上，无法删除。您必须在未来找到一个适当的方法，纳入日常的生活方式中，来防止复胖。

这个方法存在于杜坎纤食瘦身法第三阶段巩固期的饮食要点里。

当然，您这时还没有到严重复胖的地步。体重仍在瘦身法的控制下，但是依然有很大的风险。不过在现阶段里，复胖的速度因为身体机能对脂肪流失的防御反应而减缓了下来。

这时应该和只想等着再储存脂肪的身体和平共处了！这就是我提倡巩固期的目的。顾名思义，巩固期开启通往保持苗条身材的大门，也就是知道如何以最简单的瘦身饮食来保持减重后的体重。这些都是杜坎纤食瘦身法第三阶段的主题。

为了了解巩固期的重要涵义，必须先知道为什么在缓效期过后，您的身体容易复胖。

在简短却十分重要的理论解释后，我将为您详细说明巩固期的实施方式、新加入的食物和实施期限。

·复胖现象·

我们的身体因为减肥的关系，失去很多脂肪时，会产生一些本能反应，希望试着把减去的脂肪补回来。

该怎么解释这种现象呢？为了方便解说，我们得先了解，在正常的情况下，脂肪是如何被储存在体内的。我们藉由摄食，吸收、储存脂肪。存在体内的油脂远大于消耗掉的，我们借此留住现在不需要的卡路里，以便在食物短缺的情况下，有足够的热量可以供身体使用。

这是动物界在大自然中的生存之道，就是将能量转化成脂肪的形式，储存在身体里面（9大卡／克）。

在今天这个方便取得食物的环境里，我们好像不再需要这种储存脂肪的机制。但是，我们的身体构造并不是为现在的环境所设计；它们习惯适应的仍是以前那个不易获得食物、食物来源不定的时代，想要吃东西必须先经过一番努力或是搏斗。

今日恼人的脂肪堆积问题，在从前是人类活下去的救命丹。

我们的身体和以前比起来，没有太大的差别。它们依然需要这"救命"的脂肪，仍然会因失去这颗救命丹而苦恼。

当您渐渐变瘦，身体因食物短缺而无法自卫。受到这种生理上的威胁，身体便产生反应。这些反应，只有一个共同的目的：尽快补足消耗掉的脂肪精华。为此，您的身体有三种有效的补救方式：

- 第一种方式，在于开启敏锐的饥饿感。饥饿感是我们对食物产生欲望的源头。如果瘦身法愈严苛，这饥饿感的反噬就愈强烈。从生物本能角度来看，最让人体感到挫折的瘦身餐就是纯蛋白粉代餐。要是真的只吃代餐、而且时间长的话，之后可能会造成病态的暴食及强迫行为。

- 第二种机制，在于减少能量消耗。当某人的薪水变少时，他的第一个反应就是少花一点钱。生理机能所产生的能量消耗机制和这个道理相同。很多人在瘦身期间会抱怨身体怕冷，便是热能消耗减少的关系。还有就是疲惫感，疲惫让我们丧失做无谓努力的欲望。所有过量的活动都是痛苦的，每个动作都缓慢了下来。记忆力和思考这两种十分花费体力的活动也全部减缓。休息和睡眠变得格外重要。头发和指甲长得也比较慢。简言之，当瘦身计划持续进行，我们的身体以一种类似动物冬眠的方式，来制约瘦身带来的失衡。

- 第三种机制对于瘦身是最有效，也是最危险的。不管是期望减重的人，还是希望保持减重成果的人，都能藉由代谢食物中的卡路里，以便从中获得最多的能量。
  通常我们可以从一块牛奶面包中获得一百大卡的能量，但在瘦身末期，我们可以获得一百二十至一百三十大卡的能量。
  所有的食物会如同"过筛"似的，以利我们方便获得其精髓。
  这样加强卡路里的消化作用发生于小肠内。

上述这三种机制：胃口愈来愈好、身体能量消耗减低和吸收能力增加，都让以往肥胖的瘦身者变成一块地道的卡路里吸取海绵。

通常在这个阶段里，瘦身者对自己瘦身的成果感到满意，便以为可以放下戒心，回到往日旧习。抱持这种想法正是复胖最常见也最自然的原因。

因此，当您达到预期体重时，应该要更小心，因为您正面临我们称之为"复胖期"的阶段。我们的体重一直跃跃欲升，像是皮球掉到地面后，向上反弹。

·复胖期将持续多久·

任何一般性或是治疗性的方法都不能防止复胖。最好的方式就是知道复胖期将会持续多久，并且该用怎样的饮食策略来对付它。

经过长期且耐心的观察，我在多位病人身上发现了复胖危险期的计算公式。您所减掉的每公斤，都会换来十天的复胖危险期。若是减掉了三公斤，就有三十天的复胖危险期；减掉了九到十公斤，就会有九十天，也就是三个月的复胖危险期。

这个计算公式十分重要。对刚瘦下来的减肥者来说，面对信息缺乏或是不完善的情况，需要承担很大的风险。因此，充分认识复胖危险期和其时间长短，可以帮助他轻松度过这个过渡时期，不需再为防止复胖而多花心力。

随着时间慢慢过去，只要保有一些警戒心，就可以让追求反噬、想要补回脂肪及处于紧张状态的人体回复平静状态。巩固期就像是条长长的隧道，隧道尽头有着一大片沉静的海洋和一星期只需一天瘦身饮食的稳定期。

不过在此之前，减肥者必须采纳一个新的饮食法，一个目的不是在变瘦的饮食法。这个饮食法没有任何限制，瘦身者在一定的自由下，藉由这个饮食法，防止身体复胖。

如何选择可维持终生的理想体重呢？

进入巩固期并非易事，尤其是当您忘了设定一个令人满意、又可以实现的体重目标。您花费很多心力，为了不让好不容易瘦下来的体重再度攀升，但因为缺乏体重目标，事情变得更加困难。有鉴于此，我在这里特别给您一些建议，很多瘦身失败的主要原因，都是出在体重目标的设定，因为它们往往都是些没有办法达成的数字。

有很多根据身高、年龄、性别或是骨架来测量的计算公式，可以帮助我们知道自己合适的体重目标。我并不赞同这些计算方法，因为它们都是理论性的，符合统计数据下的研究，而非适用于现实的瘦身族群。它们也不适用于那些有肥胖症问题的人，也就是那些容易复胖的人们。

所以，我希望找到一个比"目标体重"更为恰当的概念，那就是"理想体重"，这两种概念不尽相同。

计算可维持终生的理想体重最好的方式，就是询问瘦身者。最容易达到的体重就是所谓的理想体重。此外，瘦身者还可以感觉从多少体重开始，身体不会感到任何负担。这两种考虑的指标原因在于：

首先，瘦身者发现自己在某个体重范围内，很容易瘦下来，超过这个范围后，减重变得愈来愈困难，最后达到极限。不管瘦身法如何有效，但体重就是降不下来。那就是在瘦身过程中，出现了很难突破的"减重瓶颈"。

因此，在减重瓶颈范围内，设定所谓的理想体重是件愚蠢的事。因为您所花费的努力，会和获得的结果不成正比。维持这样的理想体重，不但花费心力，而且长期下来会让人吃不消。

此外，对于肥胖多年的人，理想体重的重点，不在那些抽象、"正常"的数字上，而在强调体重所带来的"舒适性"。那些具有易胖体质的瘦身者，其实都是肥胖症患者。这样的说法并非偏见，对他们来说，所谓的理想体重，重点应该要配合体质。这些患者需要的是正常地生活，以及维持让他们感到自在的体重。这已经是件很了不起的事了。

最后，瘦身者应该记下瘦身期间最重和最轻的体重。因为不管体重何时最重，这个数字都会永远留在他的身体记忆里。举个具体的例子来说：

想象有一位身高1.60米的女性，曾经在某一天，体重达到100公斤。这名女子，永远不可能如某些计算公式所说，减重至52公斤。因为她身体的生理机能已经留下了她曾经重达100公斤的记忆，而这个记忆是永远都不会被消除的。因此，我们建议她设定70公斤为理想体重的目标，这个目标比先前的52公斤容易达成。如果她已经习惯了70公斤的体重，我们也建议她继续保持下去。

最后，还有项错误的迷思需要打破。绝大部分的瘦身者为了找到理想体重，宁愿先将自己的体重减得很低，预留体重复胖的空间。像是有人为了获得70公斤的理想体重，而把自己的重量先减到60公斤。这不只是个错误，还是个很严重的错误。我们白白耗损了瘦身的毅力，等到进入巩固期的时间到了，反而没办法持之以恒。尤其当我们愈想减掉愈多的体重，身体愈容易复胖。

因此，我们要好好地选择适当的理想体重，不要过高或过低，要能够容易达成又可以满足减重的希望，而且不会对身体造成负担。

巩固期的日常实践 ✤

刚结束缓效期的最后一天，体重计上第一次出现了您预设的数字，这个数字就是您一开始所设定的体重重量。

您可能想顺势继续，希望减掉更多的体重。这样的反应和过往无数的瘦身者相同。不过别这么想，这个数字就是先前所要的体重，您应该接受并且努力保持下去，直到最后。这并不容易，因为一半的瘦身者在达到目标体重三个月后就会复胖。

巩固期的实施时限

巩固期的实施期限和减掉的重量有关。每公斤换来10天的巩固期。如果总共瘦了20公斤，您就必须在20公斤×10天，也就是200天中，采用巩固期的瘦身饮食。您的巩固期时限，就相当于6个月又20天。同理可证，如果瘦了10公斤，就该有100天的巩固期。每位瘦身者，都可以用这样的计算公式，算出还需要多少时间，来保持您的体重，并获得瘦身最终的目标。

　　我现在还不能告诉您稳定期的瘦身饮食策略。因为您现在的身体状况十分敏感，就像是准备上岸的潜水员。巩固期的饮食就像是潜水员上岸前的那道减压手续。在此，我将为您详细解说。

　　在巩固期期间，您应该遵守所有的规定，随心所欲地食用下列各项食物：

▪ 蛋白质和蔬菜 ▪

　　您应该相当熟悉这两类食物。因为从缓效期开始，您便轮流摄取蛋白质和蔬菜。不过，这两类食物从今以后都可以一起食用。蛋白质和蔬菜构成身体稳定且不可或缺的营养基石，对我们在巩固期，或是之后的稳定期，都有很大的帮助。您终其一生都要摄取这两种最重要的食物。它们都没有数量上的限制，可以随时随地，不须按照比例，随便混合取用。

　　您应该已掌握了蛋白质和蔬菜这两类食物的所有细节，但是为了小心起见，我还是在这里做个简短的回顾，避免产生误会。至于更详细的内容，请参考之前有关速效期和缓效期的章节，那里有完整的说明可以帮助您。

可食用的蛋白质和蔬菜有：

- 瘦肉，或是油脂较少的部分（牛肉、小牛肉）
- 鱼类和海鲜
- 去皮的家禽，除了鸭肉
- 蛋
- 脱脂乳制品
- 两公升饮水
- 青色蔬菜和生菜类

　　这些都是您很熟悉的饮食项目，杜坎纤食瘦身法现在再建议一些新的食物，帮助您改善每天的饮食。从现在开始，您要照着书上的比例和数量来摄取。

·每天一份水果·

　　终于等到可以介绍水果的机会了！在我们的心目中，水果是一种很健康的食物。

　　这句话只对了一半，那是在水果百分百天然、没有毒性的情况下。此外，食用水果也是一般我们认为摄取维生素C和胡萝卜素的最佳方法之一。

　　维生素C和胡萝卜素因为西方文明近期的风气而声名大噪，导致无条件地追求天然食品，以及对维生素的神奇功效深信不疑。

　　然而，天然的东西并非全然有益，维生素并非像美国所倡导的那样全然必须。

事实上，水果是天然食物中唯一含有糖尿病专家所称的能快速被人体吸收的糖分。其余含有相同糖类的食物，都是人类"偷来的"或是人工制成的。

举例来说，蜂蜜就是"偷来"的食物。它本是蜜蜂的分泌物，目的在于哺喂幼蜂，是帮助它们成长的"奶水"，而人类为了满足自身的口腹之欲，随便将其占有。

此外，精糖或是白糖都不是天然的。它们都是人工制糖，经由工业或是化学的方式，从甘蔗和甜菜根中萃取出来。

长期以来，水果都是餐桌上最令人垂涎的食物。野生水果不易取得，多半是辛苦活动后，一项色彩鲜艳、令人满足的回报。今日，水果变得容易获得，是因为我们将它集约种植并挑选的缘故。最后，那些很甜的水果，如柳橙、香蕉和芒果，都是因为交通工具的进步，从很远的异国进口来的。或许这便解释为什么当我们食用某些外来水果，如奇异果或是坚果类时，会有严重的过敏问题。

事实上，水果并非天然健康食品的代表。大量地食用水果会带来危险，尤其是糖尿病患者和我们这些习惯在三餐外大量摄取水果的肥胖者。

除了香蕉、葡萄、樱桃和坚果类（核桃、榛果、花生、杏仁、开心果和腰果），您可以食用所有水果。

至于可食用的量，通常以水果本身为单位，如一个苹果、一个西洋梨、一个柳橙、一个葡萄柚、一个桃子、一个油桃、一个离核毛桃。至于那些体积很小或是很大的水果，就以习惯的分量为主，像是一杯草莓或是一杯覆盆子、一片西班牙甜瓜、半颗香瓜或是两片西瓜、两个奇异果、两个杏桃、一个小芒果或是半个大芒果。

可以一天吃一次水果，但不是餐餐都吃。

如果可以选择，而您又可以接受的话，最适合在巩固期期间的水果是以下这几种。我将依照它们合适的程度递减排列。优先考虑富含果胶的苹果，它对身材很有益处；再来是覆盆子，因为它的热量很低，而且色彩鲜艳，感觉很节庆；接着是哈密瓜或是西瓜，因为它们水分很多，只要注意食用量，就不会带来很多卡路里；最后是奇异果、桃子、西洋梨、油桃、离核毛桃和芒果。

· 每天两片全麦面包或一小碗米饭 ·

如果你是易胖体质，千万不要食用白面包。白面包不是完全天然的食物，它的面团是用去了麦糠，也就是去除麸皮的面粉揉制而成的。这样的制造方法方便生产工业面粉，但是白面包却也因此失去天然成分，使得其糖分过于容易被分解。

全麦面包富含麦糠，吃起来也很美味。麦糠保护您远离肠癌、胆固醇过高、糖尿病、便秘以及我们所谓的身材走样。面包中的卡路里在小肠内因为麦糠的关系而凝聚，部分热量也因麦糠的缘故而随着排泄物排出体外，没有被身体吸收利用。

刚结束缓效期的您，现在仍处于高度警戒状态。您不用担心食用全麦面包的后果，在进入稳定期之前，您可以正常地食用全麦面包，但是每天只能吃两片。

如果您很想念米饭，那您可以不吃全麦面包，用一两（50

克）米饭代替。切记，您不可以多吃。

▪每天10毫升芝麻油▪ DAY

芝麻油，又称麻油或香油。具有润肠通便的作用。在巩固期里，您可以少量佐餐食用，例如：拌豆腐、拌黄瓜等凉拌菜中加入少许麻油会使菜肴的香味得到提升，热菜也可在装盘后淋上少许麻油。但是切记每天不要超过10毫升。

▪每星期两份的淀粉类食物▪ WEEK

"淀粉类"食物最初指的是马铃薯这种作物。而后因为语音学分流的缘故，扩大了这个词语的含义。于是块茎类的马铃薯和粉质类的面包或面条，都归在淀粉类食物；同时也包括了杂物类的稻米或是玉米。

在巩固期里，我们的态度必须严谨。对我们来说，每样淀粉类食物的价值是不同的。我会在此一一为您解说。以下的食物，以价值递减的顺序依次介绍：

● 面条是淀粉类食物中最佳的选择。

面条是人人喜爱的食物，却很少在瘦身饮食中发现它的踪迹。我们在巩固期里使用特粉切面，可满足瘦身者长期受限于食物，无法享用美食的缺憾。最重要的是，面条可以果腹，不过，一定得用特粉切面，因它的脂肪含量比较低。煮的时候避免使用食用油，或掺进乳酪，否则会让面条的热量增高。

　　请准备大约75克的特粉切面，放入沸水中，煮熟。 你可以调制以新鲜番茄、洋葱及香料为主的酱汁。以下为您介绍几种面条酱汁：

> 大勺生抽酱油加上5克葱花或香菜以及5克芝麻；
> 小勺无油辣椒酱加上5克蒜末（请放入不粘锅中略微煸炒后）和5克香菜；

　　当然您也可以选择汤面配上各种您喜欢的浇头，但是请选择我为您选择的100种食物。

- 红薯：又名甘薯、山芋。红薯是粗粮食品，但是对身体非常有益，它能够调节肠道，有通便排毒功效。

　　这一时期里，你可以选用，分量不超过200克(生)，最好煮着或蒸着吃，当然您也可以烤着吃。

　　如果你喜欢吃馒头，一个分量不超过100克的熟花卷馒头可以替代75克的特粉切面。

- 豌豆：淀粉类食物中的另一项选择。

　　在这个阶段，可以每次食用约200克，记得不要加入食用油烹煮。

四季豆、荷兰豆也可以使用。

　　您可以准备相同的数量200克用相同的方式烹煮，可用水煮熟后加少许盐或者生抽凉拌或者加蒜末炒，切记不要添加任何油脂。

- 马铃薯：也可以使用，但正如您所想的，这种作物列于名单最末，所以偶尔食用就好。

    一切还是以之前所提的那些东西为优先。一份马铃薯的量不超过250克。

    您可以水煮马铃薯，不去皮；或用铝箔纸包裹，放进烤箱烤，记得不要掺进油脂。另外，请勿食用炸薯条或薯片，因为油脂很多，热量很高，也是导致癌症和心血管疾病的危险食物。

·其他肉类·

瘦身初期可以食用小牛肉、牛肉去脂的部分，而巩固期可以开始食用羊后腿、烤猪肉和火腿片。这些肉类没有时间或数量上的限制，只要情况允许，每星期可以食用一到二次。

- 羊后腿：是羊身上最瘦的部位。但要避免第一块，也就是切下来的第一片羊腿肉。原因有二：首先羊后腿上的油脂不容易被分解，后腿上的第一层常常富含油质及卡路里。此外，重达几公斤重的羊后腿必须经过高温加热才会熟透。这样的高温造成油脂碳化，形成致癌物质。假使您喜欢吃煮熟的部位，建议还是取用第二层，也就是切下的第二片肉块，比较健康。

- 烤猪肉：也是可以食用的肉类食品，和火腿片并列为猪身上最瘦的部分。千万记得选择里脊肉，而非猪的脊骨肉，脊骨肉的热量是里脊肉的两倍。别忘记了！

- 火腿片：终于出现在我们的瘦身饮食中了。您不再只能食用低

> 脂的火腿片，您可以随时享用这美味又方便的食物，但要注意
> 去除火腿片上的油脂。记得避免食用生火腿片，这类食品现在
> 还不可以吃。

　　以上就是可以在巩固期当中食用的食物。虽然我们已经提过
很多次，但我仍要再次提醒，巩固期的饮食法并非决定性的瘦身
饮食，更不是让您减重的饮食法。它是个十分健康、营养均衡的
饮食法，目的在帮助您度过不断有复胖问题的纷乱时期。

　　每减掉一公斤，会换来10天的巩固期。这刚好是身体和减
掉的体重说再见的时间，也是需要适应新体重所花费的时间。度
过巩固期之后，便无需太过担心饮食内容，您拥有6天选食的自
由。这项改变带给您勇气和瘦身所需要的耐力。总之，您知道该
怎么做、还有该花多少时间。

　　不光是这样，要了解巩固期所有的要点，还需要知道两件
事。有好的和必要的两件事，我先从好消息开始说起。

一星期两餐"自由餐" ✿

　　进入巩固期之后，您的食谱中可以逐渐加入一些常规食物。
此外，还会增加一个能让您提前感受到"回归正常生活"的特许
项目：自由餐。巩固期的总长度取决于您成功减重的总量，每减
重1公斤，巩固期延长10天。这里举例说明一下：如果您成功减
重5公斤，巩固期为50天；10公斤则巩固期为100天。在巩固期的

前半段，您可以每周享用一顿自由餐；进入后半段以后，您可以每周享用两顿自由餐。

自由餐的概念很简单：您可以利用这一时机，邀朋携友，尽享美食的乐趣。无需在满桌美食前踌躇，放开吃吧！当然，有几条常识性的规则还是需要遵守的：所有富含蛋白质的菜，如肉、鱼、虾、蛋、蟹、贝壳类，都可以尽情享用，但不要拿菜汁拌饭，因为菜汁部分油脂最多。另外，吃饱即可，不要过度进食。如果吃淀粉含量高的食物，如米饭、面食、红薯等，不要超过四两的分量。甜点可以吃一人份，含酒精饮料也可以喝，但不要超过一杯。

不过，不少人在进入巩固期前，就已经习惯了瘦身法所建议的饮食习惯，反而对"自由餐"感到怀疑，不敢轻易尝试这项如此开放的饮食建议。

请您放心，"自由餐"是故意安排在这套瘦身法中的，和其他饮食规范一起作用，便可以达到饮食均衡。

此外，"自由餐"并非只是单纯的饮食建议。相反的，它是必须遵守的饮食规范。杜坎纤食瘦身法是一个全面的瘦身计划，如果我们跳过某个环节，很可能因此减低瘦身的功效。或许您不了解"自由餐"的优点和重要性，现在便让我来说明饮食的"精神层面"，也就是所谓的饮食乐趣。

吃，不只是吸收生存所需的热量而已，从食物中获得乐趣或许还更重要些。而这种乐趣，是在瘦身过程中所得不到的。现在该是把它重新找回来的时候了！

　　既然我们谈到饮食的乐趣，在此给您一项很重要的建议。这项建议和您最终要维持体重稳定有关，所以别轻易忽视。

　　吃东西的时候，特别是在食用那些十分美味的食物时，记得将注意力集中于嘴巴内的东西，专心地想着您所吃的食物，和它带给您的口感。

　　现今很多营养学的研究，都证明了味觉可以帮助我们增加饱足感。脑下丘接受并分析每种来自食物、舌头黏膜、咀嚼和吞咽动作的感觉；它正是执掌人类饥饿感和饱足感的器官。这些感觉增加感官神经的容量，让我们产生饱足感。

　　因此，要慢慢地进食，并且把意识集中注意在您口中的东西。避免边看电视边吃东西或是边看书边吃东西，因为味觉的注意力在这些时候就减半了。营养学家用这样的方式解释了美国常见的幼儿肥胖问题。这些终日在电视机前大吃大喝的儿童，长大以后仍继续他们的饮食习惯。所以，美国会发明口香糖不是没有道理的。

　　所以别想东想西！好好享受这两顿"自由餐"！相信我，这两次的"自由餐"，不会让你损失什么。只要注意下列两点就可以了。

★ 第一件事十分重要。"自由餐"在时间上有很明确的限制。现阶段是指"一餐"自由餐。误解了这点可能会让您的瘦身计划半途而废。我们一定要把这项风险降到最低。举例来说，如果您选择在星期二晚餐食用"自由餐"，决定您体重稳定的关键是在星期三早上。

在欢乐的"自由餐"之后，你是否有勇气回到正常的瘦身饮食呢？还是会像某些人一样，早晨的闹钟才刚响起，就忍不住地想在吐司上，涂上一层厚厚的果酱？

这两餐"自由餐"好比暗淡瘦身饮食中的一线曙光，它们让您持续下去，直到身体适应了新的体重。两餐"自由餐"是巩固期饮食的一部分，是我倡导的饮食计划的一部分。不遵守限制，可能会危害您耐心打下的瘦身基础。

★ 第二件事则浅显易懂。"自由餐"的目的在于带给您饮食的乐趣，而不是借机发泄。借此大吃大喝的瘦身者完全误解了我的本意，这样的行径很容易伤害消化系统。

两次"自由餐"让您重新获得均衡。暴饮暴食导致反胃或是酒醉，都是非常要不得的饮食行为。

就算您隔天回到正常的饮食规范中，想要维持的减重成果也会被这越轨的饮食行为破坏。

因此，我建议吃您想吃的东西，替自己准备丰盛的食物，但绝对不要两次都吃同样的东西。您可以在家自己准备或是利用到朋友家作客的机会，这样一来，就像在餐厅一样，多要一些分量是不太可能的。

每星期施行一天纯蛋白质饮食法 ❀

您已经拥有了巩固期饮食的所有要点，也知道如何在巩固期中，准备自己的膳食，直到您的身体习惯新的体重。

但是，您还需要一项不可或缺的关键。因为光是先前所建议的瘦身饮食，和刚刚提过的两次"自由餐"，无法完全保证您在这高敏感时期不会复胖。为了安全起见，我提议在巩固期的每星期里，另外施行一天的纯蛋白质饮食法。您将发现它不可思议的功效。

这一天和长期以来所做的相同，您可以食用瘦肉、鱼类、海鲜、去皮的家禽、蛋、去脂的火腿、奶酪和两公升饮水。可以随便食用这七大类纯蛋白质食物，想吃多少就吃多少，不限时间、数量地任意混合取用。

纯蛋白质饮食日是您的引擎，也是维持基础的安全档。这是每星期中唯一受到限制的一天，不过它是为了控制暴风雨，直到气候平静所要付出的代价。再次提醒您，这是必须付出的代价。您一定要好好遵守，要不然干脆不要做，否则就是白费工夫。

此外，如果可以的话，尽量选择星期四作为纯蛋白质饮食日。这样的选择可以维持最大的功效。若是因工作或其他活动的关系，无法在这天食用纯蛋白质餐，建议可于星期三或是星期五食用，可别就跳过这一环节。

如果哪天忘了在星期四享用蛋白质餐，照样可于星期三或星期五食用，等到隔周，再回到星期四的规则里。不过不要让这变成习惯，别忘了在此时，身体是十分容易复胖的。按时食用纯蛋白质餐，并非为了讨我欢心，而是要防止您的易胖体质轻易复胖。因此，您是唯一能感受到蛋白质餐成效的人，这点千万别忘了。

就算度假或是旅行，还是要继续遵守这一点。假使您所在的地点，不容易取得纯蛋白质，您可以食用蛋白质代餐。这个方法不但简单，又能精确地发挥纯蛋白质餐的功效。它的效用，我会在之后的章节再作补充。

不可忽略的时期 ✾

现在我们要来解释何谓巩固期。藉由忽略它的危险，来阐释杜坎纤食瘦身法最重要的巩固期四项要点。

· 不可或缺的阶段 ·

体重计上的数字，在第三个阶段后便不再规律地下降，因此无法继续给您带来动力，激发瘦身的决心。您或许对杜坎纤食瘦身三阶的存在产生疑问，它是一个过渡阶段，不能完全自由摄食，却也不能算是瘦身饮食。于是在这个时候兴起摆脱饮食控制的想法，或是开始违反一些饮食规定。

千万别这么做！因为当您忽略了巩固期，造成的后果是铁铮铮的：所有您辛苦减掉的体重，都会快速地复胖回来。没有增加额外的体重，算是幸运了。

· 瘦身抗体现象 ·

复胖带来失落感和挫败感。除此之外，对那些使用过很多瘦身法，却没有维持过成果的人，"瘦身抗体"是另一项隐忧。

不论是谁，体重多次来回周旋于成功减重和复胖之间，身体就会形成对瘦身法的抗体。也就是在每次复胖后，想再减去体重，就会变得更加困难。我们的身体对我们曾经尝试的饮食方法存有记忆，对新的饮食法会愈来愈有抗体。每次瘦身失败，就像在预告下一次的失败。如果您曾经使用过很多种饮食法，却没有一次成功，绝不要期待自己可以像第一次采用杜坎纤食瘦身法的人一样，很快地减去体重。即便我曾经说过，瘦身法中的纯蛋白质饮食法和缓效期的饮食法，都可以克服"瘦身抗体"的现象，有效破坏先前几次瘦身经验下所形成的"免疫力"，但这个抗体依然存在。

·身体会记忆您最重的体重·

每当体重增加时，您的身体就会记录一次新的体重。身体中控制生理状态的调节机制，会在体内记下您曾经最重的重量，而在整个瘦身过程中，您的身体会不断努力地找回这个体重。

·减肥意味靠油脂和胆固醇生存·

最后这点是四要点中最重要的一点。每当您的体重减少，您的身体就受到威胁，不过很少有人感觉得到。体重开始下降，就是消耗了体内储存的脂肪。若减掉10或20公斤，就相当于消耗了10或20公斤的奶油或猪油。

在瘦身期间，您的血液中和动脉里，有着大量的胆固醇和三酸甘油脂。每一次心脏收缩，这些带有大量毒性油脂的血液会充斥动脉，在血管壁上留下很多油污。

但瘦身所带来的生理愉悦或是精神满足，算是弥补了血脂肪的缺憾！不过，最好一生只有一两次这样的经验。那些每年都重新尝试瘦身的人，往后将会面临胆固醇过高的危险。

这并非是威吓，而是希望不论是肥胖者或是医生，都可以避免这鲜为人知的风险。

基于上述种种原因，有幸可以减轻体重的您，一定要遵守规范，好好为得来不易的体重奠定基础，成功进入最后的瘦身阶段。

巩固期饮食摘要

这一期的实施期限，和减掉的重量有关。每公斤换来10天的巩固期。如果您总共瘦了20公斤，您就必须在20×10天，也就是200天中，采用巩固期的瘦身饮食法，相当于6个月又20天。依此类推，您如果瘦了10公斤，就该有100天的巩固期。每位瘦身者都可以用这样的计算公式，算出还需要多少时间来稳定体重，并获得瘦身最终的体重。

在巩固期里，您必须尽可能遵守饮食规范，可食用的食物如下：

- 速效期食用的蛋白质食物
- 缓效期食用的蔬菜
- 每天一份水果，不能食用香蕉、葡萄和樱桃
- 每天两片全麦面包
- 10毫升芝麻油
- 每星期两份淀粉类食物
- 烤猪肉（里脊肉）

此外
- 千万记得切实遵守每星期两餐自由餐
- 每星期要有一天食用纯蛋白质餐，不可以替换，没有讨价还价的空间

↘ 稳定期

为了减重而采用杜坎纤食瘦身法的您，在速效期获得了迅速且令人鼓舞的开始；体重也在缓效期里减至预期的数字；完成了巩固期的体重控制，度过了以每一公斤10天为计算单位的过渡期。

至此，您不仅摆脱了超重的体重，同时也安然地度过了体重复胖的高危险时期。

您的身体终于放弃了反制，不再过分吸收食物营养、回复自然状态。然而，您还是属于易胖体质，体内运作良好的代谢机制在过去让您复胖好几回、使您体重增加。

同样的原因会造成同样的后果，这便造成您的屡次复胖。如果不在生活中实践控制体重的规范，您的体重就很有可能一直增加。

现在您的风险已不在于度过一个充斥规范和限制的时期，而是该如何让生活再次正常地运作。因此，您必须终其一生，实践稳定期的饮食规范。这个阶段的规范显得容易许多，原因就在于方便长时间遵守。

此外，从瘦身初期开始，您有了明确的规范并受其导引，而且也因确实遵守而使您的生活缺少了即兴欢乐。为了找回自主权，现在是放弃沿岸航行、向大海前进的时候，但必须承受遭遇暴风雨和沉船的强大威胁。因此，还是应该有影响最小的规范，并且要融入生活中。

为了杜绝长时间下来会产生的复胖情形，杜坎纤食瘦身法只建议两项简单容易的饮食方式，来换取饮食自由及遗忘肥胖者不能吃东西的事实：

您终其一生，严格且规律地实行这两项新的饮食规范：每星期一天纯蛋白质饮食日，加上每天三汤匙的燕麦麸，后者的规定较前者容易且弹性。

这两项饮食规定可以钳制肥胖，但必须坚持到底，努力不懈。小肠吸收卡路里，造成肥胖的问题。藉由纯蛋白质和麸皮的共同作用，可以防止小肠吸收热量，因而预防体重增加。

对瘦身者来说，纯蛋白质饮食日和燕麦麸这两项饮食控制较不辛苦！就我的经验看来，应该不会有瘦身者拒绝这样的饮食规定。

此外，两种饮食控制的配合，使得杜坎纤食瘦身法如虎添翼，不但确定了瘦身的成效，更加强了瘦身的成果及巩固体重的努力。

使用杜坎纤食瘦身法减掉5公斤、10公斤、15公斤、20公斤甚至是30公斤的肥胖者，已经可以体会出食物的重要性。经由对食物具象或是非具象的认识，帮助自己体重变轻，并且巩固出瘦身过后的体重，获得终生难忘的体验。这些实例都是从和我一起实验杜坎纤食瘦身法的减重者身上所得知的。

杜坎纤食瘦身法的瘦身饮食从纯蛋白质餐开始。当我们排除其他两种营养素，把注意力放在纯蛋白质时，您就可以知道纯蛋白质的减重威力。纯蛋白质餐可说是瘦身过程中最重要的利器。

在缓效期期间，由于摄取大量蔬菜，减缓了瘦身的步调。但这些不可或缺的蔬菜营养，并不会影响瘦身成效，只要在烹调时，注意不要加入任何油脂，就无须太过担心。油脂一向是瘦身最大的敌人，而且只要一向它靠拢，我们的身体便会产生立即的反应。

巩固期期间，我们摄取需要的东西，如面包、水果、奶酪、淀粉类、"自由餐"、自己想吃的食物以及饮食的乐趣，而且不需因为食用这些东西感到罪恶。在这段期间，我们可以完全认识自己食用的食物，并将它们的瘦身和营养价值，加以定位、划分。

就是这样层层堆积、环环相扣，杜坎纤食瘦身法发展出完善有条理的瘦身规范，搭配稳定期中的两项饮食规定，开启了稳定瘦身后体重的大门，堪称是治愈肥胖疾病最有效的方法。

蛋白质星期四 ✎

·为什么是星期四呢·❓

在我将许多不同的饮食法汇集成杜坎纤食瘦身法时，我深深体会：要想维持瘦身过后的体重，必须实践纯蛋白质饮食日的饮食控制。因此，为了加强瘦身饮食的规范，我主张在稳定期阶段食用纯蛋白质。它就像修正液，拭去一周以来的饮食问题。我常常在处方签上写道："一星期选择一天食用纯蛋白质餐。"

这样的嘱咐通常可以成功地维持一段时间。但在不久之后，就会慢慢被遗忘，最后终于被放弃。我的病人告诉我，这看似简单容易的饮食规定，常因为众多的"美食邀约"和休闲活动，一再地延期、改变，最后终于消失不见。

因此，我终于决定将星期四作为食用纯蛋白质餐的日子。自此以后，一切就像着魔般地立即改变，病人开始确实遵守这项饮食规定，因为日子不是他们自己选的，所以也就无需考验他们的自发性。

有位病人问我，为什么是星期四呢？我的回答是因为星期四就是所谓的D DAY[1]，这套版本我沿用至今。当然这是句玩笑话，不过也充分显示了蛋白质星期四的重要性。它牵制了日常的饮食缺失，不容瘦身者随意选择实践或遗忘。

· 蛋白质星期四的特点：和其他纯蛋白质餐有何不同？ ·

在速效期，我曾经详细介绍该阶段的纯蛋白质饮食法。这项在瘦身初期所使用的饮食法，也在缓效期时，和蛋白质混合蔬菜饮食法替换使用；更在巩固期时，规定于星期四实践。到目前为止，您的身体受到完善的保护，很少遇到其他外力的干扰。

但从现在开始，您失去那张保护网。

因为您开始可以正常饮食，吃您想吃的东西，每星期当中有六天的饮食自由。蛋白质星期四，便成为唯一可以预防复胖情形的饮食。

所以，您必须确实实践蛋白质星期四，因为只要一松懈或是一个错误，您先前的努力，便付诸流水。

每种食物的蛋白质纯度不尽相同，我们应该选择纯度最高的蛋白质来食用。因为星期四这天，在稳定期是很重要的。纯度高的蛋白质食物，才可以带给我们最显著的效果，并且减少吸收脂肪和碳水化合物。吸收过多脂肪或碳水化合物，都会使蛋白质星期四的成效大打折扣。

· 蛋白质星期四的实践：选择食物 ·

---

① 法文是Jour J，星期四是Jeudi。诺曼底登陆反攻德国的计划代号。

★ 瘦肉：相信您已经知道，猪肉和小羊肉不在名单上，因为它们油脂太多。在众多低油脂的肉类当中，马肉是最佳的选择。它可说是肉店最适合贩卖的健康肉品，也是蛋白质星期四最爱采用的瘦肉，同时是唯一可以生食的东西。

再来是小牛肉，最好是以碳烤的方式烹调。小牛肉薄片最适合在蛋白质星期四食用，还有就是烤牛肉块，但要记得烤熟。小牛排的油脂较多，适合在蛋白质星期四以外的时间食用。

牛肉每个部位的油脂多寡都不相同。炖菜牛肉的部位油脂不少，而肋眼和肋排这两部分的油脂是最多的，所以它们都不能算是纯蛋白质食物。

牛排肉和里肌肉应该是油脂最少的地方。此外还有标示含脂率5%的冷冻绞牛肉排，这些您都可以放心于星期四食用。

脊部下半、腰部、髋部和腹部这几个部位的肉质有些油腻，纯蛋白质饮食法可以采用，但还是要避免成为星期四的食物。

蛋白质星期四这天，牛肉一定要煮熟。这么做并不会破坏蛋白质成分，反而可以去除牛肉上面多余的油脂。

★ 鱼类和海鲜：在先前的纯蛋白质饮食法中，我提到可以食用任何鱼类，不需知道其脂肪含量多寡。我之所以会接受一些油脂较高的鱼类，主要的原因是这些深海鱼类，如鲑鱼、沙丁鱼、鲭鱼和鲔鱼，都可以有效保护心脏和血管。此外，这些鱼种的脂肪也不会多过牛肉脊部下半的油脂。

这些在先前那些时期可食用、油脂较高的鱼类，现在已不能在蛋白质星期四食用了。因为星期四是唯一可以控管您饮食的时刻，所以淡水鱼种是您较好的选择。

除了传统的料理方式，如加入烹鱼用海鲜汤汁、包裹锡箔纸放进烤箱、直接放入烤箱、BBQ或是油煎之外，还可以考虑生食鱼类。石斑、鳕鱼、鲷鱼或是青鳕都很适合生食享用：用柠檬腌制几分钟后取出，切薄片或切丁，加上些许盐巴、胡椒和普罗旺斯草料，就是一道独特、爽口又美味的开胃佳肴。

大菱、鲱鱼和鳐鱼都是油脂较多的淡水鱼，但比起肉类，它们的油脂还不算高，因此您可以放心食用淡水鱼种。

蟹、黄道蟹、虾、淡菜、生蚝和干贝的含脂率都比鱼类来得低。

因此，如果您星期四突然受邀到餐厅吃饭，记得点上一盘海鲜，至少可以符合纯蛋白质饮食法的规定。如果您是海鲜老饕，又喜欢吃得多，记得避免享用肥大的生蚝。挑些上等的牡蛎，如果预算允许，挑些贝隆河产的牡蛎吧！淋上柠檬汁，风味十足，但记得不要喝下汁液。

★家禽：除了扁嘴类如鸭子和鹅类不可吃之外，其他家禽类皆可去皮食用。家禽是蛋白质饮食法的基本食材，在蛋白质星期四享用家禽需要注意以下几点：

食用鸡时，没有特别需要注意的。但要记得去皮和避免食用翅膀部位。我们可以在平日食用大腿部分或是屁股。

食用其他家禽便没有特殊限制。珠鸡①和火鸡所含的油脂较低，可以自由地食用。兔肉是很棒的纯蛋白质食物。鹌鹑和鸽子

---

① quinea，产于非洲的鸡种，善跑，号称非洲草原传奇。

肉也是蛋白质星期四不错的选择，它们变化且丰富了您星期四的
菜色。

　　这些饲养的家禽，都有各自合适的烹调方式。

　　鸡肉适合放进烤箱或是做成碳烤鸡肉串。星期四这天可以准
备肉串，但要注意别让鸡肉串在鸡汁里浸泡过久。

　　火鸡、小火鸡和鹌鹑，放进烤箱后，需规律地淋上柠檬水。
柠檬水可帮助分离油脂。

　　星期四这天偏好使用炖锅炖鹌鹑和鸽子肉串。

　　至于兔子的烹调方式，不建议像在速效期时，准备芥末酱
汁，反而建议搭配低脂白奶酪和各式香料准备而成的调味料。

　　★ 蛋类：蛋白是蛋白质含量最高的食材，甚至多过市售的浓缩
蛋白质代餐。不过蛋白只是蛋的一部分，还需加上蛋黄，才能构
成完整的个体，供蛋白质星期四时使用。蛋黄为了提供养分给胚
胎，里面含有各式油脂，胆固醇是我们最熟悉的一种。

　　不易稳定瘦身体重或是周间吃得太多的人，为了使蛋白质星
期四发挥它最大的功效，我建议您不要多吃蛋类，要不然就该把
蛋黄去掉，蛋白才能随意食用。

　　在准备芙蓉蛋或炒蛋时，记得以一个蛋黄加两个蛋白的比例
去准备，如果真的很饿，还可以加上低脂奶粉。不过千万记得，
不要倒入食用油或奶油来炒蛋，否则你所做的努力都将白费。

　　★ 低脂乳制品：白奶酪、酸奶和低脂干酪都不含半点油脂。那

么，这些每年食用量逐年攀升的食品里到底有什么？它们含有牛奶蛋白质，这和蛋白质代餐内的成分相同。此外还有为数不多的乳糖，这些乳糖可能对我们有害。

根据往常的经验显示，乳糖并不会降低纯蛋白质的瘦身效用。不论是需要连续食用五天的瘦身法，或是在几星期、几个月内不断反复采用的瘦身法。低脂乳制品是唯一带来爽口、脂滑的东西，通常可以不限数量食用，或者至少每日不要超过700到800克。

相反的，对于一星期一次的稳定期来说，我们得更精细地筛选食物，以防过量吸收乳糖。就以低脂酸奶和低脂白奶酪来说，比起相同热量的低脂酸奶，低脂白奶酪内含更多的蛋白质和更少的乳糖。喜爱乳制品的人适合在蛋白质星期四食用白奶酪。剩下的其他六天，就可以食用低脂酸奶。

★ 水：相同的，我在这里必须澄清一些纯蛋白质饮食法的观念。一般来说，每天一公升半的饮水，已经可以纯净燃烧脂肪的器官，但在稳定期的星期四这天，我们必须加重剂量，每天饮用两公升的饮水。这样一来，水分充斥小肠，减低我们的食欲，并且可以冲淡稀释肠内食物，减低肠内吸收，并促进小肠蠕动。

这样的稀释作用可以减少肠道对蛋白质的吸收，这并非只是瘫痪吸收作用；效果还持续于接下来的两三天，这正是身体重新对食物开始猛烈吸收的时候，但我们已经有了有效的因应对策。

★ 盐：生命中不可或缺的东西就是盐分。我们的器官其实是浸泡在"内海"里（血液、淋巴），"内海"中的盐分含量，其实和一般海洋没什么不同。但盐分是瘦身者的敌人，女性朋友更需小心，因为一旦摄取过量，很有可能造成水分滞留，渗透已经覆满油脂的体内组织。

此外，缺少盐分的瘦身饮食，会减低动脉血压，如果长时间持续，会造成瘦身者身体疲惫。

因此，杜坎纤食瘦身法建议您在速效期和巩固期时，减少盐分摄取。但在蛋白质星期四这天，减少盐分摄取的规定一定要彻底实行，而且更加严格。虽然只有星期四限制盐分吸收，不足以降低血压，但已足够让喝下的水分快速纯净体内器官。这同时帮助了有荷尔蒙问题的女性同胞，排除原本在某些周期中无法代谢的水分。

基于相同的原因，蛋白质星期四这天，应该禁食芥末，但醋、胡椒、香料或是各式各样的调味料可以用来丰富我们的味觉。

· 蛋白质代餐 ·

直到现在，我所提到的蛋白质都是从天然的食物中获得。但实际上，除了蛋白以外，没有一样食物可以含有纯天然的蛋白质。我们只能在食物中，寻找纯度最高的蛋白质食物。

然而，近年来食品工业发展出蛋白质代餐，它的浓度便和我们所期待的纯度十分接近。

理论上这些代餐的吸引力很大，接下来，我们将探讨它实际的一些优点及缺点，并且希望在使用它之前，找到优缺点的平衡。

·蛋白质代餐的优缺点·

★ 优点：蛋白质代餐的优点在于纯度。这项特点在计算消耗卡路里时无法凸显，却在采用纯蛋白质饮食法的瘦身法中占有一席之地。我们已经知道，小肠负责分离食物中的卡路里，蛋白质、脂肪和碳水化合物所占的比例正常时，小肠便可以正常运作。一旦肠内只有蛋白质，小肠便像失去吸收功能一样，无法摄取食物中的营养。

杜坎纤食瘦身法最初的两个阶段是长时间的瘦身阶段，在此时，虽然代餐的浓度很有吸引力，但是蛋白质的浓度并非如此重要。

不过进入稳定期后，事情就此改观，星期四是唯一食用蛋白质的时刻，也因此我们需要使用最纯的蛋白质。纯蛋白质可以磨亮星期四的瘦身利刃，让蛋白质星期四的成效达到最大，甚至在其他时间里持续功效。

此外，蛋白质代餐很干净，而且容易携带，可于任何时间享用。这对那些工作繁忙或是工作时间不定的人来说，十分方便。也造福了那些无法在吃饭时间坐下来好好用餐的人。

★ 缺点：蛋白质代餐最大的缺点就是它是人工的。人类并非食用粉末的动物。我们的感觉器官，视觉、触觉、嗅觉、味觉和管理饱足感及饮食乐趣的头脑，都是为了接受一个具象、有滋味、有香味和实体的食物。

这带有甜味和香气的白色粉末，无法满足本能对食物的感动。吃东西不光是吃进热量和营养，也获得感觉器官所带来的乐趣，藉以消除生活上的压力。

营养学家都知道，长期食用蛋白质代餐会造成无可避免的食欲过盛。这对稳定期造成很大的困扰。

为了这个简单但十分重要的原因，蛋白质代餐这种食物，只适合偶尔食用。

★ 第二项缺点：市售粉末包装的蛋白质代餐，含有不同的纯度。

首先，我们要先区分粉末蛋白质代餐和一般代餐的不同。一般代餐含有蛋白质、脂肪和碳水化合物，和传统食物没有什么不同，只是缺少食的乐趣。

粉末包装的蛋白质代餐用于蛋白质减肥，因此特别需要注意纯度，但市售的蛋白质代餐没办法做到这点。在此我不提哪个牌子，要知道唯一能高过杜坎纤食瘦身蛋白质星期四浓度的蛋白质代餐，包装上应该标示着95%的蛋白质热量。据我所知，在市面上很难找到这样的代餐。

★ 第三项缺点：和蛋白质的生物价值有关。

市售的蛋白质代餐质量不同，这和原料及提炼方法有关。

蛋白质其实是由众多的氨基酸组列而成，其中有八种是必备的，只要缺乏其中一种，便会阻碍合成，逼迫身体机制向肌肉组织索取身上的蛋白质库存。这种情况常发生在植物性蛋白质，食用的话，得再补足缺少的氨基酸。人工制造无法像天然合成那样，我们还是比较喜欢选用天然且完整的动物性蛋白质作为原料，像牛奶。

★ 第四项缺点：缺乏纤维质。

因为缺乏纤维质，肠道无法在蛋白质代餐中找到运作的着力点。长时间使用代餐会造成便秘和令人不适、甚至是痛苦的肠胃胀气。

缺少纤维质，也会引起口感问题，这些粉末状代餐无法提供我们口腔肌肉和感官神经需要的实物感。我们感觉好像没有吃下任何东西，因为吞咽实在是太快了。

最后，缺少纤维质会增加糖类吸收。

市面上不少牌子的蛋白质代餐都加入麦麸，这已经成为一种趋势，但是即便数量不多，这些不会溶解的麦麸还是会刺激女性朋友们敏感的肠胃道。

唯一一劳永逸的方法，就是食用燕麦麸。可溶性极高的燕麦麸不会造成肠道负担，还可以有效对付卡路里，进而将它排出，可以说是肥胖者意外的斩获。在之后的章节里，我会再介绍它的好处。

综合以上所述，我们发现长期食用代餐的缺点高过于优势；偶尔食用，却能凸显它的优点。因此，当您不能准备餐点时，为了避免就此不吃，您可以食用蛋白质代餐。

在杜坎纤食瘦身法的瘦身阶段，蛋白质代餐没有什么重要，但在稳定期的星期四，您可以在其中一餐食用代餐，增加瘦身的效率。

纤维质带来稳定作用：终生每天食用三汤匙的燕麦麸 ✿

·消化吸收蛋白质消耗大量的卡路里·

细心的读者会发现我一再重复相同的话，这是故意的。因为要遵守一项规范前，必须先了解规范；为了了解，必须再三叮咛，尤其是那些我们不习惯的规范，和那些无法用传统方法解释清楚的事项。

我之所以再三强调蛋白质，是因为它不像我们所想的那样，和脂肪或糖类同为卡路里的媒介。在某些情况下，譬如说我们食用纯蛋白质时，蛋白质开始反向作用，不但因此丧失了自己的热量，同时也抑制了身体器官的吸收作用。

基于相同的理由，我必须强调纤维质的重要，大部分的人多半只知道它能增加肠胃蠕动，却忘记它有帮助减重的神奇功效。

·可溶性及不可溶性纤维·

在纤维质这个大家庭中，植物外壳为不溶性纤维。它不易被分解，但韧性够而且可加快肠胃蠕动，最常被使用和最为人知的就是麦麸。

可溶性纤维和不溶性纤维的不同点，在于它们的柔软度，以及在肠道内溶解的能力。苹果果胶、茄子果胶和节瓜果胶，都是可溶性纤维，尤其在燕麦麸中，含有很多可溶性纤维。

像麦麸这样的不溶性纤维，常会造成便秘，肠道敏感的女性和经常抱怨胀气和小腹凸起的人，都没有办法消化这样的纤维。

可溶性纤维对便秘的处理方法很温和又很细腻，但它主要的功用很少人知道，可溶性纤维会在肠道内形成四散的凝胶，包裹和浸透食物，并将它禁锢于细胞的液泡中，营养和卡路里就会被抓住，然后和粪便一同排出。

燕麦麸和苹果果胶都是很好的可溶性纤维，但我们无法从食物身上得到纯度很高的果胶，只可以从药房里的果胶胶囊中获得。这也是为什么我鼓励大家食用燕麦麸。

·经过证实的瘦身食品：燕麦麸·

燕麦麸含有最多的可溶性纤维，有25%，远高过杏干和无花果干的10%；四季豆的7%；红萝卜和青葱的3%。燕麦的纤维质，可以吸收其含量四十倍以上的水分。

现今，我们知道每天食用高于十克的可溶性纤维，可以在肠道内筑起一张擒住营养物的网，对胆固醇过高的人来说，受益匪浅；对糖尿病患者而言，同样也是好处良多。此外，对于容易复胖的人更是一大福音。

只要食用足够的数量，并长时间规律地摄取燕麦麸，便可以隔离肠道内的卡路里。麸皮会包住卡路里，使其与粪便一起排出，这样一来，热量便不会流经血液，也就无法被吸收利用或是储存在体内。这真的是令人难以置信！

因此，燕麦麸便有效排除食物中三种营养成分的热量。

我们应该将燕麦麸视为真正的瘦身良药。

关于这点，美国人比我们更了解。燕麦麸是北美营养食品的宠儿，是第一个获得美国心脏协会营养食物认证的产品，也是众多制造商用来建议预防心血管疾病和糖尿病的营养品。

·如何使用燕麦麸·

燕麦麸常被做成没有味道和气味的燕麦片。我们常抱怨食用燕麦片会黏住我们的颚部。每天三汤匙的燕麦片，可能会在头几天些微刺激敏感的肠道系统，因此要学习如何食用。

- 先食用每天一汤匙的燕麦麸，等到食用快满一星期，再把分量改成每天三汤匙。

- 我们可以服水食用燕麦麸，但它胶化得很快，最后在口中结成一团，瘦身者很不喜欢这样食用。因此便将燕麦麸加入低脂乳制品、白奶酪和酸奶内，这样一来，燕麦的胶化形态反而可以带给我们怡人的谷物风味。

- 最好的食用方法是将燕麦做成可丽饼或是薄饼。它的作法如下：

  > 1.轻轻地将两汤匙的燕麦麸加入两汤匙的麦麸。
  > 2.依照喜好加入一个蛋或是一个蛋白。
  > 3.再掺入一汤匙含脂率零的白奶酪，最后洒上盐巴或是糖粉。
  > 4.充分搅拌后，放入用餐巾纸滴上两滴油擦过的不粘锅，两面各煎一分钟。

  　　这个食谱将燕麦麸变好吃了。由于加入鸡蛋和白奶酪的关系，燕麦薄饼分量足够，可以充饥，加上它没有什么卡路里，因此成为瘦身最佳的食品。

- 另一项和容易产生痉挛的人有关，这些人因为长期缺乏镁，所以对压力过度敏感。然而，燕麦麸的功用便是在肠道内困住营养物和卡路里，这个现象同样也会发生在某些矿物质盐，以及身体所需的微量元素上。

　　因此，每天三汤匙的燕麦麸，虽然没有办法影响微量元素，但勤勉的瘦身者在知道燕麦麸的效果良好后，便会希望增

加食用的分量。提醒这些瘦身者，在这种情况下，应该摄取微量的镁，并在冬季时，食用维生素D。

总 结 ❀

读了我的书之后，您可以发现并了解可溶性纤维的神奇功效。但我必须声明，燕麦片不是治疗药物，它是珍贵的高纯度可溶性纤维集成物，是我们每个人都不可或缺的天然成分，尤其是对以下这四种人：便秘者、肥胖者、糖尿病患者和胆固醇过高者。燕麦麸也被证实可以有效减少肠道癌症的发生率。

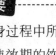

稳定期的饮食摘要

每星期有六天可以正常饮食，但别忘记瘦身过程中所学到的饮食知识。每星期四食用纯蛋白质餐（速效期的饮食法），如果情况不允许，应在星期三或是星期五食用。终其一生，严格遵守这样的规律。每天还要再吃三汤匙的燕麦麸。这两项饮食规定，是杜坎纤食瘦身法的砥柱，倘若没有遵守，之前减掉的体重都会回来。

Chapter5

各种肥胖症的因应对策

杜坎纤食瘦身法对那些因严重肥胖而导致人生混乱的人是有效的，虽然肥胖状况人人不同，但是可以依据其不同因素产生的体重负担将其分为三大类。

从稍微超重到过度肥胖 ❀

· 意外肥胖 ·

这里谈到的是一些从未有肥胖倾向，体重总是在正常范围内且保持稳定状态，但因为某种明确可辨识的原因而变成的肥胖。大部分的意外过胖都是跟生理活动突然间减少有关联。

产后妇女就是一个例子。怀孕期间，尤其是第一胎，愉悦欢快的心情加上身体活动减少，引发反常的增重。对于那些孕程有问题，需要安胎的孕妇来说就更不利。因为她必须卧床休息，而更糟糕的是那些接受荷尔蒙疗法的孕妇（试管受孕或是不孕症治疗）。

不过也有另一种意外致胖的例子，那就是因为忧虑而变得不爱活动，吃得过多。

除此，这一大类别中也包含了因为类风湿关节疾病或气喘使用类固醇治疗而引发的肥胖。

· 肥胖倾向 ·

这里提到的是特别针对一些天生体质很容易囤积重量，有肥胖倾向的男女。不管天生下来就是胖嘟嘟的模样，或是小时候饮食习惯不佳而造成的肥胖，两者所带来的结果都是一样的：不但很容易发胖，而且很容易被食物引诱。不过随着个人特质不同，后续的发展趋势也有很大的差别。

　　比较常见的状况，大约占90%左右，发胖倾向还不算太严重，对食物的吸收能力虽然太过，还是控制得住。

　　在此类别中，有些个案具有足够的意志力与动机，而且因为选择活动力比较强的生活方式，面对食物时也懂得选择、节制，甚至很清楚知道如何控制体重，因此能达到较正面的结果。对这些人而言，杜坎纤食瘦身法让他们更安心，绝不会改变他们已有的认知；此外，比较特别的是，杜坎纤食瘦身法可以帮助他们越过一些光靠意志力度过却又不能避免的艰难时段。

　　另一方面，针对那些被发胖倾向所困扰，却又习惯久坐且无法控制饮食，体重定期上扬的人，杜坎纤食瘦身法找到很适合他们的处方。虽然他们对食物的欲望高，不过，在星期四施行的纯蛋白质饮食法与定期食用燕麦麸能完美中和饮食的缺失。至于缺乏节食动机或不善于安排饮食内容的人，在这半英雄式牺牲的一天中，他们刚好能展现自我控制能力，以一点小小的付出为整个星期赎罪。

▪ 严重肥胖 ▪

　　这是家族遗传型的强烈肥胖倾向，导致体重大量增加，以致身材变形。这种肥胖在美国常见，比较起来欧洲就少多了，在法国更是寥寥无几。

　　肥胖症的个案能高度融入食物带来的欢乐中，让他们周围的人及医生感到惊讶。

　　每位营养师的患者中都有几位这种极端的案例。他们好像从空气就可以吸取养料，仿佛生理的基本规律完全不适用在他们身上。

我有些病人在晚上入睡前量体重，早晨起床还未解尿前再量一次体重，发现平均都多了几百克。这些案例是存在的，而且他们的情形让医生哑口无言，所幸这样的案例非常罕见。

比较常见的是这种强烈肥胖倾向引起真正的肥胖症。在此类别的肥胖个案中，许多人都试过各式各样的减肥法。刚开始几乎都减重成功，但不久后又复胖。

对这些人而言，杜坎纤食瘦身法的最后阶段是一个很好的稳定基础。但对一些情况很严重的个案而言有可能不足够。

也因此，在针对这些人所写的这个章节中，我提出完整的建议方式，帮助他们加强维持稳定的体重。

不过，忠于我在第一章提到的，我并不会以限制饮食分量来减重。我在书本开端所提的言论仍是有效的。不过对于那些卡路里摄取吸收能力特别好的个案，在瘦身饮食成功后的稳定期里，七天中的六天需要维持正常的饮食量。

接下来的三项措施当然就是针对有严重肥胖倾向，体态臃肿变形的族群。不过这三项措施也能引起轻度肥胖者的兴趣，进而帮助他们。

不过在此之前，我想要与你分享一些关于脂肪细胞的重要信息，以便帮助你终生维持理想体重。

有关脂肪细胞的重要信息

现代科学研究告诉我们，我们体内脂肪细胞的数量在我们出生时就已确定，遗传因素是决定脂肪细胞数量的关键所在。脂肪细胞在外观上呈黄色，其作用就是储存人体脂肪。在通常情况下，此类细胞的数量均为固定且不会发生任何变化。有趣的是，尽管每个人体内的脂肪细胞数量固定不变，但不同人体内的细胞数量存在巨大的差异。体内脂肪细胞数量越多的人，就越容易发胖和超重。

从遗传学的角度来说，女性体内的脂肪细胞数量多于男性，这是因为脂肪在表现女性特质、帮助她们繁衍后代和哺育子女方面具有重要的作用。女性体内的脂肪储备一旦少于10%，就会立刻停止排卵以阻止受孕，因为其体内所储存的能量不足以满足妊娠期间的需要。

正如我们先前所说，脂肪细胞的数量在我们出生时就已决定，并且不会发生改变。但在特定的情况下，也有可能出现例外。

当一个人，无论男女，因过度饮食而严重肥胖的时候，他/她的脂肪细胞的重量也会随之增长。随着体重的持续增长，这些脂肪细胞不断储存脂肪，并因此体积逐渐膨胀。如果体重继续增长，脂肪细胞的体积将会继续增大并最终达到细胞壁的弹性极限。在这千钧一发的时刻，只要体重再出现任何增长，就会导致人体产生一种全新的反应机制，彻底改变人体未来的体重发展趋势。无法容纳更多脂肪的脂肪细胞，将会自动分裂成两个相对较小的子细胞，子细胞继续储存脂肪，进而使人体的脂肪容量增长一倍。

从此以后，体重不断增加的可能性将会显著增长。简而言之，使人变得更加容易发胖，且更加难于减轻体重。这是因为就算脂肪细胞的体积可以在日后不断缩小，但您无法再将分裂后的两个子细胞重新合二为一。

一旦脂肪细胞发生分裂，由行为不当导致的体重增长将会演变为代谢机制所需的体重增长，而后者将会使人更加容易发胖。

我告诉大家这一事实，并不是想让那些严重超重的人们感到担忧或内疚。我可以向大家保证，我的纤食瘦身法完全可以帮助您抵抗瘦身途中的任何阻力。

然而，正因为脂肪细胞分裂将会造成严重的后果，我们必须通过简单而又明确的方法，确定脂肪细胞有可能发生分裂的高风险"临界体重"，进而帮助您有意识地避免达到这一体重。

身为一名医生和营养学专家，我迄今为止已与数万名患者进行合作，并能准确地计算出脂肪细胞发生分裂的临界体重：当您的身体质量指数（又称体重指数，BMI）突破 28 并向29逐渐靠拢时，就存在脂肪细胞分裂的风险。

▪ 计算您的BMI指数 ▪

如何知道您的身体是否已经存在脂肪细胞分裂的风险，计算BMI指数（身体质量指数，简称体重指数）是一个非常好的方法。

BMI指数的计算方式为：
将您的体重除以身高的平方。

> 举例说明，如果您的当前体重为70公斤，您的身高为1.60米，您的BMI指数可以通过以下公式进行计算：
> $1.6 \times 1.6 = 2.56$；$70 \div 2.56 = 27.34$。

计算后得到的BMI指数尚未到达28，但也已相差不远了。现在需要做的就是尽可能避免BMI指数到达28这个危险的临界点。

如果您的BMI指数已接近27，请务必要保持警惕了，避免您的体重继续上升，这时您的脂肪细胞已经十分成熟。一旦您的BMI体重达到28，建议您必须立刻采取行动，因为这时您的脂肪细胞含量已达到饱和点，随时可能开始进行分裂，使您日后更加难以管理和控制自己的体重。

第一次特别措施 ✿

·利用低温控制体重·

这项做法的灵感来自于多马医师提出的动物体内产热效应，此效应是利用燃烧卡路里以达到生理组织的升温。

·理论原则·

到目前为止，我跟你们提过有些人尽管吃得少仍有肥胖的倾向。稳定期则利用两种简单措施直接治疗问题的根源，也就是卡路里萃取的时间与所在——小肠中心。

现在我们要从热量的另一个方面来看过重的问题，不只是如何减少摄入卡路里，同时要找到增加消耗及释出卡路里的方式。

试想一位70公斤重、1.70米高的男人，从事一份中度活动量的工作。他在一般的日常生活中，每一天约消耗2 400大卡的卡路里。

接着再进一步了解，他是在什么情形下消耗这些卡路里的。

每天须消耗300大卡以维持器官运作及生命现象（心脏、脑部、肝、肾等）。这些消耗都是非常微少的，但已足够让器官运作维持生命。因此，这并不是我们要多消耗热能的部分。

每天消耗700大卡以进行"连动生活",也就是说运动神经肌肉的活动及身体动作。这当然是较容易增加热量消耗的部分,理论上可能借着身体运动,多消耗卡路里。但是,在实际执行上,我们非常清楚,要让一位肥胖者多活动是件困难的事,期待他们成为运动爱好者更是过于理想化。

1 400卡,也就是超过一半的卡路里总消耗量,是用来使身体的中心体温维持在摄氏37度左右。这是维持生命的温度,就是在这个部分,我们将试着增加它的消耗。

为了达到这个目的,要做的事很简单,就是将低温当成是肥胖者的朋友或协助者。

人类从发明火开始,就不断要战胜寒冷,最后以外加的保护(热度、衣服)来让身体不受寒冷侵害。不过到目前为止,很多人过度滥用这些御寒装备。当身体对寒冷失去适应性,遇冷时,人体就必须付出很大的代价以维持生存所需的内在温度。就是这种对寒冷的适应不良而引发的热能消耗,能成为过度肥胖者可利用的减重因子。观察显示,一般西方人对抗寒冷的保护太过。而过度肥胖者本身的脂肪已是一层隔温墙,保护又比其他人更多。

我在这里对过度肥胖者所提出的技巧,是以提高热能消耗来降低其囤积的热量。

这是一系列简单的措施,没有限制也与食物无关,却出奇有效,这些措施为的是让过度肥胖者学习利用低温,更确保稳定期的效果。

· 尽可能经常食用冷食 ·

当您将热的食物放入口中，您吸收了它的卡路里。但您也在不知不觉中，同时吸收了食物内含的热度，这是个附加的卡路里，参与支持身体恒温的工作，使身体维持在摄氏37度。也就是说，一块热的牛排比一块冷的牛排拥有更多卡路里。因为从被吸收的瞬间开始，身体组织停止燃烧原本为维持生理温度而预备的卡路里。

相反的，在吃冷的食物时，身体组织无法在食物未升温到体内温度的情况下，将食物化为养分并输入至血液中。这样加温操作不仅可以消耗卡路里，另一优点是可以延长消化吸收的时间，并避免饥饿感过早出现。

▪ 喝冷饮 ▪

吃冷食并不容易，也不令人愉快。可是喝冷饮就是一个学得来的简单习惯，尤其又对大多数的消费者好处多多。

对于顽强的肥胖症，这个简单又舒服的操作是很有效果的。事实上，当一位消费者从摄氏4度的冷藏库取出2公升的水喝下后，或早或晚会以摄氏37度的尿液形式排出体外。而身体的器官必须燃烧60卡的热量，才能将这两公升的水升温至摄氏33度。当这项操作变成一种习惯，在一年内不断重复，将使身体在毫不费力的情形下燃烧22 000卡，相当于一年减掉2.5公斤。对于过度肥胖者来说，这不啻是个意外收获，尤其是在容易复胖的威胁之下。

反过来说，一杯热茶，就算是很有警觉地使用代糖，以食物热量上来说是零。但是它的热能完全融入体内，等同增加隐藏的卡路里，却很少人意识到这点。

· 吸吮冰块 ·

研究发现冷冻在零下温度（-10℃）的冰块带来令人惊讶的效果。在这理论原则之下，我要求我的病人以代糖制作有甜味、带有香草或薄荷香味的冰块。在温和的季节里每天可以吸五至六个冰块，这样可以使他们每天不须努力就消耗60卡热量。

· 洗澡瘦身 ·

你可以做一个简单的实验。淋浴时手中拿着温度计，让水持续地流，直到温度降至摄氏25度。有什么东西类似于这种温度的水呢？就是夏天时舒服的海水浴。

当你停留在这种温度的水中两分钟，你的生理组织为了对抗身体所感受的寒冷，就消耗了将近100卡的热量，相当于走3公里的路。

这种清凉的沐浴如果运用在身上、较靠近大血管分布的区域，会产生更好的效果。例如：腋窝、腹股沟、颈部及胸部，这些区域有大动脉通过且靠近皮肤表层，可以让温度更容易排散。

避免将头发弄湿，因为长期下来会有不良影响。将背部淋湿也没有什么用，只是徒增不舒服的感觉。

怕冷的人也能从这个消耗热能的措施得到益处，只要在淋浴时，把水淋到身体较不敏感的部位，如大腿、小腿及足部即可。

· 避免置身于过热的环境 ·

肥胖者必须明白，冬天时公寓内的温度，也就是室温，保持在摄氏25度时，会强化他的肥胖倾向。

对过胖或所有想瘦身的人来说，将温度降低3度，会使身体每天必须多消耗100卡的热量，也就相等于走路20分钟。

· 别穿太多衣服 ·

这个措施与前一项相关，不过这两种做法、效果结合在一起也是可以的。

冬天到来，有时甚至是秋天，你就将衣柜里的毛衣或卫生衣都拿出来，这常常是因为习惯而非真的有需要。夜里，很多人盖棉被并不是为了取暖，而是为了享受躺在被窝里的舒适感。

在下面三种保护方式中选择放弃一种：合成纤维卫生衣、毛衣或多添加的棉被。这样一个简单的动作已经足以让你一天多消耗100卡的热量。

还有，有肥胖倾向的人要知道，我不建议穿太贴身的衣服。穿了衣服的身体总是会轻微流汗，汗水蒸发作用会让身体的温度稍微下降，穿越宽松的衣服对汗水的蒸发越有利。

· 结　论 ·

该是提出能量总结报告的时候了。只要加总这些热量消耗，您就会了解到利用低温达到稳定瘦身成果的重要性。

阅览下方表格可以清楚地明白这些措施带来的效果。

质疑这些事实的读者必须了解，我在这里所提到的是一个具高度逻辑性的生理学事实。器官维持摄氏37度这样的高温，需要消耗热量是毋庸置疑的，而热能消耗的多寡与室温和接触冰冷有关。有经验的人都知道，如果门窗不够密闭，收到超贵的暖气账单是很正常的。同样的，我们的身体运作就类似这个道理。我们藉此不断释出热量，达到自然瘦身。

综合以上所言，如果冰冷不足以成为肥胖者的瘦身工具，那它至少可以用来成为稳定期的工具，以防止复胖或者足够避免肥胖倾向。这些因为低温所消耗的、少量却规律的热量，可以增加瘦身成功的机会。

最后，提到一个较不相关、但与实践此措施有关的论点。对于那些清楚意识到瘦身的重要及肥胖症顽强的人，他们非常认真地实践杜坎纤食瘦身最后阶段——稳定期。不管如何，他们感觉到体重计上的指针总在理想的目标数字附近游移。这些人必须毫不迟疑地尝试进行几周的冰冷效果。只要实行短暂的时间，他就不会有所怀疑。

对那些肥胖倾向较轻微的人，这措施并非必须的。他可以在特别受到增重威胁的时期（假期、节庆等），偶尔进行这样的措施，或选择其中一到两种较不干扰生活的项目进行。

对于那些自觉某些精神面较脆弱、或希望本身在某些方面可以更敏锐的人来说，面对冰冷，可以是项很好的训练。我们可以看出面对冰冷能帮助一些对食物较软弱的人战胜诱惑。

在本节的结尾，我要说温暖及舒适是和缓的，而冰冷是有活力的，它刺激肌肉与智能的反应，并且强化甲状腺功能。我认识几位生性忧郁的病人，当他们在低温淋浴时，还会边冲澡边唱歌呢！

维持体温	60 卡
吸吮六个带甜味的冰块	60 卡
两分钟摄氏25度的淋浴	100 卡
将习惯的室温降低摄氏3度	100 卡
抛去一件卫生衣、毛衣或是棉被	100 卡
总共	420 卡

第二项特别措施：实践实用的生理活动

　　大多数的瘦身理论者提倡少量饮食并增加运动量。这样的建议看来合乎逻辑也合理，不过在实行上却不被肯定。根据美国肥胖瘦身专业协会提出的报告，12%的肥胖者在瘦身阶段减重成功，但只有2%人成功地保持体重。偏偏美国人对运动或身体活动的热衷是众所周知的。

· 绝不在密集瘦身期进行运动 ·

　　在速效期只要渐渐地变瘦即可，对于比较肥胖的病人，我不建议任何形式的运动或太剧烈的身体活动。

这是基于以下三个原因：

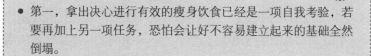

- 第一，拿出决心进行有效的瘦身饮食已经是一项自我考验，若要再加上另一项任务，恐怕会让好不容易建立起来的基础全然倒塌。

- 第二，肥胖者减重过多会产生疲累感，需要休息及好的睡眠以恢复体力。所有身体活动都有可能会加重疲倦感，并且使他瘦身的决心减弱或消失。

- 第三，从肥胖的定义来说，肥胖者在身体结构方面有许多部分是过重的，推荐他们进行可以瘦身的运动，极有可能造成危险。

另外，建议他们运动，也忽略他们在公众场合展示身体的感受。

· 三种加强的极简活动 ·

如果运动被排除在瘦身的进程中，那将它放在稳定期反而很有意义。不只是为了维持体重，也可以让松弛的肌肉结实，抚平皮肤的皱纹。但从经验中可以看出，对肥胖者而言，维持规律的运动习惯是很困难的，尤其他们厌恶活动，而这也是他们体重过重的原因之一。

尽管如此，对于瘦下来的过胖者来说，最后的稳定期很难维持。杜坎纤食瘦身法在原本的基础上加入三种大家都可以实践的基本指令，就算是最不想动的人也做得到。

★ 拒绝电梯：这个指令是简单且绝对必要的。不管是谁，只要是想保持体重的人，都必须放弃搭乘电梯。上下楼梯是一项与体内几条大肌肉收缩有关的活动，只要用一些时间就可消耗许多热量。它还可以让住在市中心、经常待在家里的人，借由这样的活动改变生活的律动，它也是预防心肌梗塞很好的活动。

这项指令，除了可以长久性消耗热量，背后还隐藏另一个意义。它可以一天数次，用来试验在稳定期保持体重的决心。

在楼梯底部，电梯门和楼梯第一阶中间，所有稳定期的瘦身者面对选择，这也是其稳定体重的决心的象征。

用手握住整个扶手，以热情往上爬是简单、有用、合逻辑的。这一瞬间代表的是读者对杜坎纤食瘦身法的信任、了解，也觉得杜坎纤食瘦身法适合他们。

选择爬楼梯却又以迟到或手上有重物当作借口，代表开始松懈，是无法被谅解的。在稳定期我们不接受敷衍的态度，那注定失败。所以，果断地选择楼梯吧!

★ 尽可能常常站立：在所有不需要躺着或坐着的情形下，尽量试着站立。要完全善用站立的价值，站着的时候必须将身体的重量平均分摊在两脚上。避免站三七步，因为这样会把身体的重量倾向某一方。因为并非由肌肉来承受重量，造成韧带受到压迫，这样的姿势无法消耗卡路里。

不要忽视这个看来微不足道的指令，站立的姿势可以让身体几条大肌肉产生静力收缩：臀部、股四头肌、坐骨大腿的肌群。

站立，将两脚放好，骨盆呈水平位置，这是一种身体活动。如果可以成为习惯，所消耗的热量也是不容忽视的。

★ 坚持步行：我建议大家在速效期内每天步行至少20分钟；在缓效期内每天步行至少30分钟；当体重到达瓶颈期时，则应持续4天以上每天步行60分钟从而实现突破；在随后的巩固期内，步行时间可减少至每天25分钟以上；最后，在永久维持体重的稳定期内，应坚持每天步行至少20分钟。对成功减重25斤以上的瘦身达人们而言，每天20分钟的步行量则略显不足。每天步行上班，步行购物或在家里小区附近散步，这些简单的运动都将赋予您的身体全新的使命。当您取得卓越减重成果之后，必须重新学会如何合理使用自己的身体，同时也对您的生活方式进行相应约束，从而永久维持自己全新的体重。

得胜的肥胖者在稳定期间须重新学习利用他的身体，以前无法移动的沉重负担，现在重新有了自由。抛弃肥胖不是一个神奇的选择，是一种在脑中运作的复健过程，它必须被渴求。这是一项自我成长，出口是那样令人满足，证明之前的让步是应当的。一星期一天的纯蛋白质餐、三大匙的燕麦、追求低温、经常站立、当需要时就走路、忘记楼梯代表的辛苦，使正处在稳定期的过度肥胖者，在渐渐变瘦的过程中获得自由、尊严并找回成为正常人的感觉。

结论是，如果我们只能从本节消耗身体能量的指令里选择一项留下，那无非是改掉搭乘电梯的习惯。这个措施一丝不苟且定义清楚，很有用，限制少，只需花极少的时间就可以消耗很多热量，是唯一可以明确地被接受的。

加强稳定期的心理建设：三种调整饮食行为的方式 ✿

·慢慢吃，将食物完全咀嚼·

现今的科学研究确认，吃得太快会造成肥胖。英国有一项研究是以隐藏摄影机拍摄两群女性吃饭的状态。一群是体重过重妇女，一群体重正常。在影片中可以看到正常体重的妇女，咀嚼食物的次数是过重妇女的两倍，比较快饱足，在用餐时对淀粉类及糖的需求较少。

饱足感有两种形式：因为胃被填满所产生的机能性饱足，以及食物消化后产生生理化学作用使血糖升高，传送至脑部而发出的真正饱足讯号。吃很快的人只有借着膨胀的胃来安抚其强烈的食欲，它所意味的是过多的食量、在用餐快结束时常常产生昏昏欲睡感以及腹胀。

反过来说，一个慢食且细细咀嚼食物的人，让卡路里和养分有时间进行生化作用，达到大脑，释放出饱足讯息。在用餐到一半时，这些生理作用已忙碌地进行，而拒绝摄取奶酪及甜点。

我知道我们不能完全改变这种用餐习惯，也知道吃得像野兔一样快的人要是跟这种龟速进食的人一起用餐是多么恼人。

尽管如此，过度肥胖而无法维持体重的人在看到这个重点时不能只是笑。要接受这个简单的措施可以为他带来许多帮助的想法，也应该知道若有意愿，改变进食消化速度做起来并不那么困难。运用意志力专注努力在这上面，只需要几天的时间，很快就会转变成自动的反应，慢慢成为一种习惯。

有个趣闻可以告诉大家，我的肥胖症病患中有一位印度人，他接受了位于新德里的一间精舍教主的治疗而且体重维持稳定。教主建议的治疗方式只有一个，就是以下的叮嘱："在每次用餐时，用你习惯的方式、速度进食，但在准备吞咽的那一刻，用舌头将这口食物再送到口腔的前半部，然后进行第二次的咀嚼。两年之后，你就会拥有正常的体重。"

·在进食时大量饮水·

有一个出处不明、却深植人心、不分对象的瘦身建议：若想要瘦身就不能在进食时喝水。

这样的陈腔滥调不仅荒谬、无事实根据，更违背事实。用餐时饮水对肥胖者而言是有利的，原因有三：

- 首先，水是一种填充液，它可以加在食物中，将胃涨满，并带来充实饱足的感觉。

- 在进食时饮水可以让固体食物的吸收作用稍微中断。这个暂停可以清洗一下味蕾，延缓餐点的进程，让体内生化作用产生的饱足讯息透过血液传至大脑，平息饥饿感。

- 最后，冷水甚或是冰水，将胃中内含的食物全部降温。食物必须重新加热才有办法渗透到血液里。此举不管对消耗卡路里或延长饱足感都是有利的。

在实践上，为了善用喝水的好处，建议在餐前先喝一杯啤酒杯大的饮料，另一杯则是在用餐中饮用，而最后一杯则是在离开餐桌前喝下。

·同一道菜不盛第二次·

在巩固期当中，也就是所谓的纯瘦身期与最后稳定期之间的转换阶段，杜坎纤食瘦身法容许食用某些食物，也加入两餐丰盛的"自由餐"，但同时要配合一个合理的叮咛："同一道菜绝不盛两次。"

严重肥胖者的体重处在不确定的持平状态，最好是接受这个身材苗条的人都会主动去做的做法。

第一次就盛多一点吧！因为不会再有第二次机会。这样一来，我们会好好地吃这盘菜，也会花比较多的时间享用。

在吃完第一盘，还想再盛一次的时候，要知道您正在跨越红色的界限。请将盘子放下，耐心等待下一道菜。

结 论 ✖

有什么比进食时喝水更简单呢？咀嚼更久一些，专注于食物所带来的感受，以及同一道菜不再盛第二次，这些简单、确定、有效率的措施都可以在餐桌上做到。但也就是在餐桌上，肥胖者不节制、有缺陷的饮食习惯导致肥胖。只要接受这些建议，肥胖者放荡的食欲将慢慢地被修正。

结合其他特别加强措施——低温及日常的活动，专为无法保持稳定瘦身成果的肥胖者而设计。他们要遵守的两大项措施，限制少但效益高。

过度肥胖者必须知道，若是不能丢弃自己不好的行为或习惯的话，也不能期待长久的体重稳定，最后将走向不可避免的失败。

这一连串可以信赖的指令成为向稳定迈进的指标。他们时时刻刻都在确认我们即将达成的挑战的广大影响力、重要性及永久性：轻松自在生活，七天中有六天就像其他人一般享受美食。

Chapter6

从儿童期到更年期
——杜坎纤食瘦身法的应用

维持正常的体重，是杜坎纤食瘦身法作为基础的驱动原则。在现代生活中，若没有使用特别的方法，难以拥有及维持正常的体重。

当我写这本书的同时，在大型农业食品加工机构的实验室及配方室里，营销高手及心理学教授、人类行为深层动机研究专家，为了构思形状有趣、颜色不同、卖点花俏及销售渠道细分化的食品而绞尽脑汁地工作着。真是很难想象我们能抗拒这些食品。

同样的，在另一个研究室，研发与技术人员正在发愤探索、思考发明能够减少人类劳动的产品。因此继蒸汽机发明之后，车辆、电器、电话、洗衣机、免洗手帕、免洗尿布、遥控器以及电动牙刷，这些产品以减少或承担人类劳动负担的发明物姿态出现。每个不同的产品，都更加减少人们生活中原本必需的劳动及连带的卡路里消耗。

这些说明了人类生活在一个以消费为中心的社会，除了还在从事粗重工作的劳工及专业运动员，所有的人要维持正常体重都不容易。又基于保健预防、社会文化倾向、一定要瘦的想法，发胖成为"社会、文化"上的不正确。

杜坎纤食瘦身法是为了面对现代社会衍生出的结构性错误而设计，并提供一个可以因应这个新文明病各个面向的计划。

一直到现在为止，杜坎纤食瘦身法以一个简单易懂的方式解释它的结构。在当中仅加入维持时间及减轻的重量之参数。

现在，我们要看的是这项工具如何发展，使它可以运用在不同年龄层、不同情况的个案上。

杜坎纤食瘦身法与儿童 ✿

食物摄取过量与运动不足这两项加在一起，在儿童身上更为明显。电视机和电玩是这个时代的产物，它将儿童绑在屏幕前面，让他们活动量变少。再加上刺激味蕾又难以抗拒的广告所介绍的各种不同形式零食，如甜食、软糖、饼干、栗子酱。

美国肥胖症在20世纪60年代初期开始流行，幼儿族群也无法幸免。现在，胖小孩已经长大成人，这就是目前美国成为全球肥胖人口比例最高国家的原因。

法国小儿科医师已经注意到这个文化现象入侵的前兆：快餐、比萨、美式冰淇淋、汽水、巧克力棒、爆米花、玉米片等，伴随电视、计算机游戏的低活动量，渐渐提高法国儿童肥胖的比例。

关于儿童过胖问题，要分辨清楚成因。低龄时就出现肥胖征兆或有家族肥胖倾向的儿童，要立即采取预防对策。已经过胖的儿童则要进行治疗。

永远不要忘记，在儿童过胖这个特殊领域中，预防措施是最有成效及值得投资的。一个小孩若从小就开始囤积体重，将来一生都必须面对控制体重的难题。因此，对小孩的预防肥胖措施必须持守坚定的态度，并常提醒他，过胖的结果是以后他一生都必须面对永无止境及充满挫折的交战。

· 有肥胖倾向的儿童 ·

通常都是食欲佳、活动量小、双亲也过胖的儿童。很小就拥有强烈的食欲，而且有体态丰腴的倾向。

在这样的年龄，当然不考虑进行节食，更不用说进行效果、结构完整的杜坎纤食瘦身法。不过，我们还是要回答不知如何阻止儿童肥胖趋势的母亲的疑问。

答案简单明了。它包括：

> *1.* 避免购买或在家中放置甜食，除了代糖产品。
>
> *2.* 禁止洋芋片、薯条及其他含油脂的食物（花生、开心果）。
>
> *3.* 在准备餐点的酱汁时减少1/2或2/3的油脂（油、奶油、鲜奶油）。

实行这三项有效的措施，长期下来将可避免更大的危机。这些措施没有讨价还价的空间，因为它关系着儿童的身体与心理健康。

一位贯彻言行的母亲应避免将糖果、饼干、蛋糕、巧克力、甜派、冰淇淋引进家中，作为节庆或奖赏用品。另一方面，她也要知道目前市面上，有愈来愈多的替代食品，许多食品都有脱脂或无糖的选择，无糖果酱、瘦身用口香糖、乳制品、低糖巧克力、无糖低脂布丁、酸奶冰淇淋等。也该试着努力制作油脂含量少的油醋酱、减少派皮里的奶油含量，还有预备低油脂的酱汁（参考建议的食谱与酱汁）。

· **肥胖儿童** ·

● 十岁以前，如果开始出现体重过重的现象，须使用温和的策略应对。目标是让儿童的体重不再增加，维持稳定，当他继续成长时，这些丰腴的体态会因为长高而消失。所以，在一开始的三个月实行前面提到的三种措施，让儿童饮食中的糖分与油脂重新取得平衡。

如果实行了这些措施，小孩的体重仍然往上扬，那就进入巩固期及两餐"宴会"。但不能实行周四纯蛋白质饮食，因为这对此年龄层的儿童来说太过激烈。

- 如果超过十岁，儿童已有肥胖的问题，那就可能要试着减轻体重负担。在一开始的速效期由巩固期取代，但不执行星期四纯蛋白质饮食日，因为对这个年龄的儿童来说仍太激烈，所以这一天的饮食将由蛋白质加蔬菜取代。目标是让儿童减重，但不能让他过于突然或感到挫折。这时期的儿童仍在持续成长，长高会让身形拉长、体形变瘦。

杜坎纤食瘦身法与青少年

对少年而言，这是最少受体重威胁的成长阶段。因为快速成长以及高度活动力的阶段特色，消耗很多能量，中和了所增加的体重。

不过对少女而言就不是这样了，她们正在跨越一段荷尔蒙不稳定期，出现的症状是经期混乱。因为荷尔蒙的关系，脂肪堆积在身体上较女性化的部位：大腿、臀部及膝盖。这样的骚动期，经常伴随的是极敏感的情绪以及过度追求苗条身材。

- 有肥胖倾向的少女 ·

- 如果体态丰腴单纯来自于经前症候群，症状是经期不规则，那么最好找医师咨询，评估骨骼的成长状况，以及了解大约还有多久的成长期。

- 如果成长期尚未结束，执行巩固期是相当适合的。切实执行巩固期，包括星期四的纯蛋白质饮食日，就可以阻断肥胖的趋势。

- 如果成长期已经到达终点，或前述的方法无法控制肥胖，那就实施无糖无脂的缓效期，将纯蛋白质餐以蛋白质混合蔬菜饮食法取代。

- 如果体重增加的情形很严重，那就执行完整的缓效期。实行时交替频率是1：1，也就是一天纯蛋白质饮食法，一天蛋白质混合蔬菜饮食法，直到达到适当的体重、而非理想体重为止。理想体重的目标不切实际，或需要很长一段时间才能达成目标，会造成器官运作过少或食用食物种类过少的危险。

·肥胖少女·

　　超过16岁以后，肥胖症已经成形。如果经期规则、在饮食方面也没有严重的饮食行为失控的状况，那么可以建议使用正常的杜坎纤食瘦身法。刚开始执行杜坎纤食瘦身—阶三到五天的速效期，接着跳至缓效期，交替频率是1：1，甚至5：5，为的是一开始就能够有比较明显的效果，可以强化持续进行的动机。

　　对少女而言，巩固期更具有关键意义。一丝不苟地实行减去的重量数乘以十的持续天数，然后再进入到稳定期。若是减去的体重很多，或存在家族肥胖倾向，那么星期四纯蛋白质饮食日与几匙的燕麦麸要再实行久一些。

杜坎纤食瘦身法与使用口服避孕药的妇女 ✿

现在使用的迷你口服避孕药剂量已经比以前少很多，也降低许多因为服药造成体重增加的情形。

尽管如此，不管服用的剂量是多少，在开始服用的那个月，体重仍然会增加。对于从不注意饮食内容的人来说，这些增加的体重是很难消失的。这种发胖趋势在疗程一开始时非常明显，接下来的三四个月渐渐变得隐隐约约。在这段短短的期间里，应该要有一些做法来因应。

· 预 防 ·

因为个人因素、家庭遗传体质或使用高剂量的口服避孕药，建议使用简单有效率的杜坎纤食瘦身四阶，也就是周四蛋白质饮食及燕麦麸来预防发胖。

对于没有成功或对结果不满意的个案，请直接执行完整的巩固期及星期四蛋白质饮食日。

· 已经增重的个案 ·

- 对于体重已中度增加的人，直接进行缓效期，交替频率1：1（一天纯蛋白饮食／一天蛋白质混合蔬菜）直到回复原本的体重。别忘了接下来进行巩固期，实行天数是减去的公斤数乘以十。接续稳定期，至少需实行四个月以避免马上复胖。

- 对于增重情形严重的人，必须完整实行杜坎纤食瘦身一到四阶段，并且保持星期四纯蛋白质的饮食习惯一年。

杜坎纤食瘦身法与怀孕妇女 ✿

怀孕过程中理想的体重增加范围（在分娩前的最终体重）依据身材、年龄及怀孕次数的差异而有不同，大约在八到十二公斤之间。有肥胖倾向的孕妇，体重增加的数字常会超过这个数值。

因为杜坎纤食瘦身法多面向、多角度的方案设计，这些不同的可能情况都能够轻易控制住。

·怀孕期间·

- 监督与简单的预防：对于前次怀孕过度增胖、孕妇本人或家人曾患有糖尿病或只是单纯想维持苗条身段的孕妇，最好的预防策略是尽可能提早开始，而且在整个孕程中实行杜坎纤食瘦身法第三阶段，但专为孕妇作了三项轻微的调整：
    1.由每日一份水果改为两份。
    2.使用20%低脂的牛奶或乳制品（酸奶及白奶酪）取代0%脂肪的脱脂产品。
    3.取消星期四纯蛋白质饮食日。

- 怀孕前已存在的体重负担：这是指之前没空减重而体重已过重的孕妇在无预警情形下又突然增重。

这样的案例让人担忧原本过重的体重会使情形更严重，比较好的做法是进行巩固期的饮食，但要放弃淀粉类食物及两次"自由餐"，星期四纯蛋白质日则继续维持。

若已有真正的肥胖症，而又怀孕的话，孕期间或分娩时，母体、胎儿都存在并发症的危机。在孕程一开始就可以实行缓效期的饮食法，甚至可在医师的同意与监督下使用速效期的饮食法。在非常特殊的案例中，必须仔细权衡如此积极的减重方式，对孕妇和胎儿的利与弊。

· 分娩后 ·

产妇在分娩后，或多或少还是会留下几公斤的体重。希望回复怀孕前的体重，是很典型的现象。

所有的女性应该都知道，回复怀孕前的体重并不容易，也不应该如此期望。而所谓回复以前的体重泛指的还是回复到年轻时期的体重。

根据专业领域中的经验，我已经习惯依据一个人的年龄与怀孕次数计算此人应有的体重。例如以年轻小姐的体重来算，我认为在20到50岁之间，体重每10年增加1公斤；其间若生小孩，每生一个小孩增加2公斤。所以一个50岁的女人，若她20岁时体重是50公斤，25岁时54公斤，因为生了两个小孩，30岁时55公斤，40岁时56公斤，50岁时57公斤。

- 哺乳个案：不管增加多少体重，在哺乳阶段并不适合执行过于激烈的饮食法，这对新生儿的成长影响太大。

  这里所建议的，与之前提及的一般怀孕期进行巩固期的饮食法一样，有三项轻微的调整：
  1. 将每天食用水果由一份增为两份。
  2. 不用脱脂乳品，改用低脂牛奶或20%脂肪含量的乳制品。
  3. 取消星期四纯蛋白质饮食日。

- 不哺乳个案：可以从出院返家后开始进行减重。

  如果增加的体重在正常范围内，也就是分娩七日后，尚有五到七公斤的多余体重。我们可借助缓效期来回复体重，交替频率1：1，一天纯蛋白质餐，一天蛋白质混合蔬菜餐，持续至获得稳定的体重为止。不要忘记接续实行巩固期及遵守减掉的公斤数乘以十的执行天数。再接下来是稳定期——进行每星期四的纯蛋白质饮食，须持续四个月。

  如果是不正常的增重，分娩七天后的体重仍多出十到二十公斤，必须快速地完全实践杜坎纤食瘦身法。开始五天的纯蛋白质餐；进入交替频率5：5，五天的纯蛋白质餐接着五天的蛋白质混合蔬菜餐；接着进入巩固期，减掉体重公斤数乘以十的实行天数；最后进行稳定期的星期四蛋白质日，加上平日食用燕麦麸，这样的作法须维持一年，对于曾经因为肥胖倾向而经历肥胖风暴者甚至须持续更久。

杜坎纤食瘦身法与停经前期和更年期 ✿

·更年期危机·

停经前期与确定停经的前六个月是存在许多危险、体内荷尔蒙变换的时期，也是女性人生中最容易变胖的阶段。

在年纪、大肌肉的功能衰退、甲状腺分泌变少的多重反应叠加下，器官消耗的卡路里逐渐减少。同时，卵巢首先停止分泌它所释出的两种女性荷尔蒙之一：黄体激素，这造成了经期的不规则及延迟或停经。

大部分的做法习惯以黄体激素的替代品来补偿其不足。

前述三个现象的交错作用产生的肥胖已经与个案本身的饮食内容无关，而且大部分的妇女在停经前，体重控制好的比控制不好的少许多。

若处于停经前期，卵巢机能完全消失时，也会使动情激素与雌激素的分泌中断。一阵阵的燥热症状出现，就表示缺少了这些激素。现在在确定停经的状况下，会使用荷尔蒙替代疗法，取代动情激素与黄体激素。体重因为使用这些荷尔蒙替代品而增加。这个体重增加的趋势将一直持续大约几个月的时间，直到个案完全适应这个疗程。

针对此混乱时期的体重统计报告显示，这段体重摇摆不定的时间约为2到5年。而依据替代法疗程的使用、进行的快慢程度，使用药物导致增加的体重约为3到5公斤。不过有肥胖倾向的妇女有可能会增重10公斤、甚至20公斤。

·对高危险群女性的革命性替代方案——植物性荷尔蒙·

不久前出现了一种新的更年期疗法，可以避免传统的荷尔蒙疗法所带来的体重增加问题。它完全是由植物及草本萃取物所组成，当中最主要的是大豆。山药萃取物，曾在美国掀起风潮，不过后来好像被它的提倡者所放弃，只被当成局部化妆保养乳液原料。

这些物质的分子结构形式与女性荷尔蒙的分子结构极类似，因此可以部分替代女性荷尔蒙。这种形式与效果方面的相似性，让我们统称它为"类荷尔蒙"；而大豆中的异黄酮一般则称为植物动情激素。

这些植物性分子活性比女性荷尔蒙低，但完全不具毒性。我们发现它对潮红燥热具有防护的作用。另外一些正在进行的研究，则希望确认植物性荷尔蒙对骨质疏松症、心血管疾病的预防效用，以及预防与荷尔蒙相关的癌症，特别是乳癌。

不过除了它主要具有的防护作用外，这些物质也为濒临停经前期、害怕体重增加的妇女带来希望。如果定期规律食用剂量足够的大豆异黄酮，可以帮助有肥胖倾向的更年期妇女避免增重的困扰。必须了解的是，目前市面上药局贩卖的大豆异黄酮锭片或胶囊，剂量都不足。一片日常锭剂里必须含有100毫克的大豆异黄酮（相当于200克的豆腐），才能带来真实可靠的效果。植物性动情激素的强度比女性动情激素弱约一千到两千倍。

许多妇女借着瘦身法来改变不佳的饮食习惯，体重却勉为其难地控制。这时期特别感到平常奏效的瘦身饮食法却追不上体重日渐上升的速度。对这些妇女而言，开始进行荷尔蒙替代疗法就像是火上加油，是体重失去控制的主因。在这种高危险状况下，植物性荷尔蒙确实有其特殊疗效。它可以使体重在稳定的状态下，进入第二期荷尔蒙疗法。

值得令人注意的是，定期都发现有新功能的大豆，它是植物家族中蛋白质含量最丰富的。也是唯一蛋白质生物价值与杜坎纤食瘦身法使用的蛋白质最相近的。

所有研究大豆的专家都强调它防护更年期症状方面的效果，像燥热、皮肤老化、预防乳癌的效果、骨质疏松症、体重过重等。这需要长时间持续食用才能达到效果，这也解释为何亚洲女性对更年期症状的免疫力很高，因为她们长期食用许多大豆制品。

我建议年轻女性开始养成定期食用大豆的习惯。不要让大豆发酵而失去功能，最好食用大豆种子，豆浆或豆腐更好。

· 预防措施 ·

- 单纯停经：从未不正常发胖或未曾进行过饮食控制，单纯只是谨慎预防停经造成的发胖情形。我们建议从第一次的经期延迟或停经前期的经期不规则开始，进行星期四纯蛋白质餐与几匙的燕麦麸。大部分个案可以因此阻断体重增加的趋势。这样的防御动作在整个停经前期的紊乱阶段均须维持，直到确定完全停经。特别是开始使用替代疗法的时刻也要持续，这正是体重完全失控的时期。

- 停经危机：在这种情形下，大部分妇女总是无法维持正常的体重。她们独自想办法或寻求医疗协助，以让自发性增胖回归正常。这些妇女因为停经出现的前期症状，导致代谢失调而感到担忧。

对这些个案而言，在使用杜坎纤食瘦身法第四阶段的饮食法无效的情况下，比较适合的是从巩固期的饮食法先开始，以蛋白质加蔬菜为基础，其中包含水果、全麦面包、奶酪、一星期两份的淀粉类食物及两次"自由餐"，以及重要的火车头发动机——每星期四的纯蛋白质餐。

在有些停经前期的关键时刻，像月经延迟或量少，体内水分滞留、腹胀、腿肿、手指变粗造成戒指无法摘取、头痛，这是使用荷尔蒙替代疗法的头一个月内无法避免的症状。这时必须进入缓效期的饮食法，交替频率1：1，即一天纯蛋白质饮食，一天蛋白质混合蔬菜饮食。态度保持谨慎，这样应该就足够了。

· 体重已经增加 ·

- 近期增加的体重：因为缺乏警觉，并且是最近、在荷尔蒙稳定期间才增加的体重，较不具威胁。建议由三天的纯蛋白质饮食法开始；接着由缓效期以交替频率1：1接替，一天纯蛋白饮食法，另一天为蛋白质混合蔬菜饮食法，直到回复正确的体重；进入巩固期；最后以稳定期结尾。四阶段须持续至身体完全适应荷尔蒙替代疗法，也就是说至少需六个月。

- 旧有增加的体重：对于具有肥胖倾向或是本身过重、肥胖的妇女，确定会因为使用荷尔蒙替代疗法而体重暴增，因而停止进行替代疗法。或是，如果已经开始进行替代疗法，实行刚开始五天却增重情形严重者，就要严格执行五天、甚至七天的纯蛋白质饮食法；接着进入缓效期，交替频率5：5的版本，即五天的纯蛋白质饮食法，接着为五天的蛋白质混合蔬菜饮食法。当达到理想中

的体重或正常体重时，着手进行巩固期的饮食，持续天数为减轻的公斤数乘以十。接着是终生进行稳定期的饮食法。

杜坎纤食瘦身法与戒烟 ✿

·戒烟与体重增加·

很多男性或女性的烟友，因为害怕戒烟导致发胖而不敢戒烟。很多人也曾经戒烟成功，但随着戒烟期增加的体重，以及相信体重可以瘦回去，而让自己又开始抽烟。但错误的是，在这样反复的过程中失去戒烟的目的，而且还增加了危害。

要知道，因为戒烟造成的发胖是两个因子复杂交错的结果。

口腔代偿需要将戒烟者推向找寻不同口感、但操作路径相同的物品，在气味、滋味上有类似感觉的物品。儿童学家与心理分析师将这归类于"口腔感知"需要，这是根据弗洛伊德和其传人所提出的人类婴儿期的第一个时期——口欲期的理论。戒烟者受寻求类似功能的补偿需要影响，会在正餐之外的时间将美味且强烈的东西放在口腔里啃食，如此也增加了卡路里。

在这种感官需求运作下带来的热量，再加上尼古丁原本会消耗的卡路里。感官知觉与代谢两个因子共轭作用，造成体重平均增加4公斤。对于有肥胖倾向或重度依赖尼古丁的老烟枪，可以增加10公斤甚至15公斤。

我们最好明白一件事，在戒烟时期累积的体重是被囚禁了的体重，并不会因为重新抽烟而自动消失。因此必须保护好不容易达到的戒烟成果。因为这造成让人依赖、像是药瘾一样危险的烟瘾。

同时也要注意，随戒烟而来的发胖威胁是点状的，整个长度不会超过六个月。而需要奋力抵抗的努力也是短暂的。超越这个时期，缓慢的新陈代谢开始加快，找东西放嘴巴及代偿作用都开始减弱，这时候体重控制变得较轻松自在。

· 一位正常体重的吸烟者的预防措施 ·

这是简单的吸烟个案，没有个人或家庭的肥胖倾向，体重正常，从未有过减肥经验。

对于烟量少，每天吸烟量不超过10支，或不会贪婪地想抽烟者，最好的解决方式是实行最后稳定期的饮食法，星期四纯蛋白质餐和几大匙的燕麦麸。

对于烟瘾大，每天吸烟量多于20支烟者，在戒烟初期的四个月，须完整执行巩固期的饮食，接下来的四个月使用稳定期的饮食。

· 有肥胖倾向吸烟者的预防措施 ·

原本烟量大，又带有其他危险因子（糖尿病、心肺功能不全）的戒烟者要特别注意发胖的问题。建议在戒烟开始时的第一个月，也就是最容易发胖的时期，实行交替频率1：1的饮食法，一天纯蛋白质饮食法，接着一天为蛋白质混合蔬菜饮食法；接着进入为期五个月的巩固期，避免复胖；然后实行最少六个月的稳定期。

· 肥胖症个案的戒烟 ·

这样的情况危险性很高，而且增加的体重也会加重原本就令人担忧的肥胖症。这情况非常棘手，因为已知的肥胖症个案显示，他们一般不抽太多烟。所以如果是这种情况，得预先设想到新陈代谢作用的爆发力、口腔感官知觉和想吃零食的双重渴求。

然而，过重者戒烟带来的效益也与它的困难度一样高，因为戒烟让肥胖症减少心脏血管疾病及肺癌的双重危机。

这个艰辛起头必须有很强烈的动机及专业医师心理上的辅导及协助。医师常常要开镇定剂或抗忧郁剂处方，以减轻改变两项习惯行为所带来的不适。

因此，立刻实行完整的杜坎纤食瘦身法，从最严格的第一阶段、五天到七天的纯蛋白质饮食法开始；接着第二阶段交替频率5：5的饮食法，五天纯蛋白质饮食法、接着五天蛋白质混合蔬菜饮食法；接续第三阶段以稳固已减除的体重；最后进入到第四阶段，特别是需要一辈子都维持的。

· 已完成戒烟，体重仍持续上升的疗程 ·

这时候最坏的情形已经产生，而且无法及时避免。这是已经完全戒烟成功却体重增加的人。因此必须击退重新吸烟的诱惑。

这类案例常出现在典型的肥胖症个案中，必须用杜坎纤食瘦身法中威力最强的版本来对抗这种局势。先五天的纯蛋白质饮食法；缓效期交替频率为5：5版本；巩固期紧紧跟随在后；最后一阶段则须延长，对以往一天抽20支烟以上的戒烟者，甚至要终生实行。

Chapter 5

动起来!
必不可少的减重催化剂

亲爱的读者：

如果您真的想要减轻体重；

如果您真的希望体重稳定不再反弹，就必须彻底改变您对运动的看法。

这一章节将为您讲述怎样通过我的纤食计划，获得双倍减重及稳定效果的具体方法。

单纯依靠节食的局限性 ✻

在购买了这本指导书的数百万读者中，我不知道究竟有多少人按照书中的饮食建议进行瘦身或有多少人因此实现了自己的理想体重。我也不知道他们中的多少人在成功减重后，能有效地维持自己的理想体重（这一点对我而言尤为重要）。然而，我对以下两件事情确信不疑。

首先，我从未听说有人在严格遵循了这项瘦身法的各项规定后，仍然不能减轻体重。每个人的减重成果会因他们的性别、年龄、肥胖历史、遗传因素，以及他们曾经尝试过的瘦身法数量而异。但只要他们严格遵循杜坎纤食瘦身法的相关饮食法则，就一定可以减轻体重。

我还知道，许多人在阅读并采纳了我的瘦身法则后，在较长的时间内（三年以上）巩固并稳定了他们的减重成果。我之所以能够如此确信，是因为许多读者会定期与我通信，告诉我他们的最新情况。

尽管如此，我也收到了来自其他读者的信件和电子邮件。他们在纤食疗程中达到了自己的理想体重，遵守了巩固期的相关规定，并进入了最终的永久稳定期。起初，他们还能有效地保持着自己的减重成果，但过了一段时间后，情况开始逐渐失控，他们的体重出现了一定的反弹。这究竟是因何所致？我在向人们提供专业指导的过程中经常遇到体重反弹的问题并对其原因了如指掌。我对相关的原因进行了分析并将它们归为以下几类：

有些人缺乏动力，迟迟不愿开始自己的减重计划，指导书被闲置在书架上，毫无用武之地；有些人开始了自己的减重计划，但因缺乏足够的动力和精力，在达到理想体重之前就半途而废；有些人正处于特定的年龄范围或人生中的特定时期，他们无法战胜荷尔蒙失衡所带来的生理抗性；还有些人因治疗抑郁症需要使用会对体重产生影响的药物。他们在遭遇了以上种种困难后，无法战胜或长或短的减重停滞期。他们在停滞期内没有得到足够的支持，并因此放弃了减重计划。

曾经尝试过多种瘦身法却都未能达到或维持减重目标的人群也很容易遭遇减重停滞期。那些限制过多、令人感到疲惫厌倦、过度缺乏特定的营养、各项规定过于繁琐、效果不佳或无法确切遵循的瘦身法，往往都会导致减重失败甚至体重反弹，这些无法从根本解决体重问题的瘦身法会逐渐增加人体对瘦身效果的抗力，减重一旦停止，体重的反弹速度甚至比一般人更快。即使在进行像杜坎纤食瘦身法这样有效的瘦身疗程中，人们还是会有气馁的时候。我们还发现有些人尽管没有过度饮食，却仍然阻止不了体重的增长，这与他们的遗传因素和基因息息相关。

最后，就是所占比例最大的一类人，就是在减重疗程的某个阶段内遭遇了个人生活的挫折，比如失恋、离婚、工作负担过重、办公室纷争或其他人生痛苦。在巨大的情绪压力下，很少有人能抵抗通过食物来获得安慰的冲动，特别是很自然地选择通过饮食来抵抗压力、克服心情不适和安全感问题的那一群人，这一习惯在他们的童年时期就已形成。

对于以上这些高风险减重者以及在减重疗程中遭遇人生挫折的人们，我认为单凭我的纤食瘦身法可能无法解决问题。因此，我在疗程中增加了另一项任务——运动，由此来帮助人们加速减重进程，增大减重力度，全力击溃体重问题。

在进入这一章节的核心内容之前，我想再次说明一下杜坎纤食瘦身法成功的原因：

> *1.* 蛋白质饮食的瘦身功效；
> --
> *2.* 速效期内迅速起步，效果显著；
> --
> *3.* 可以无限量畅享美食，避免在减重过程中因饥饿而感觉沮丧；
> --
> *4.* 饮食规则简单易行：100种美味纤食，可以在任何时候无限量畅享；
> --
> *5.* 强大的内部框架：将整个疗程分为四个有序的阶段，第一阶段的饮食要求最为严格，随后逐渐放宽，每个阶段均有其独特的目的、节奏，以及标准。
> 　　杜坎纤食瘦身法会在减重过程中教会您正确的减重方法。疗程中逐渐增加的各类食物会按其先后顺序，将其重要性记录在人体的记忆之中，这些食物的重要性等级分别为：首要（蛋白质）、关键（蔬菜）、必需（水果）、重要（100%全麦面包）、有用（淀粉类食物）、奖励（脂类），以及享乐（自由餐）；

> *6* 疗程中的后两个阶段："巩固期"和"稳定期"（后一个阶段将持续终生）致力于确保您不仅成功减轻了体重，您的"肥胖倾向"也同时得到"治愈"；
>
> ----
>
> *7* 通过共鸣和积极的支持帮助您保持减重动力；
>
> ----
>
> *8* 最后一项要素或许比其他各项更为重要，这也就是本章节的核心内容——运动。

运动在长效减重中所扮演的角色 ✤

运动是领导杜坎军团攻克肥胖问题的副将，它的重要性绝不亚于纤食疗法本身。

我一直都知道，运动是保持健康生活和远离体重问题的关键所在，而我也有幸成为了将运动纳为日常生活一部分的那一代人。定期运动是我的习惯以及文化的一部分，正因为如此，我不得不承认自己在很长一段时间后才意识到，缺乏运动和不愿付出任何努力是想要迅速、显著和长效减重的巨大阻碍。

我在一次偶然的事件中认识到了这一点。当时，我在一家西班牙旅行社内排队等候，旅行社的三名员工正在柜台后方与顾客交涉，他们都坐在装有轮脚、舒适的办公椅上，这就意味着他们无需起身即可移动自己的位置。其中的两名员工十分乐于使用办公椅的这一功能，他们有时会通过滑行来拿取几米之外的文件。另一名员工每次都会站起身来，走到所需的物品跟前。这名员工的身材健康纤瘦，而另外两名虽然年纪轻轻，却已经有了啤酒肚。

从那天起，我就对杜坎纤食瘦身法的减重战略进行了调整。我告诉自己，身为一名积极投身于减重事业的专业人士，我都没能完全认识到我们在日常生活中对人体机能的忽视程度，我的许多患者和读者势必也低估了运动在减重过程中的重要意义。

我们都知道运动有助于促进卡路里消耗这一理论，却并未将其转化为实际行动。因此，我不仅仅像以往那样推荐大家进行运动，而是像药物处方那样，在疗程中规定大家进行运动。

然而在实践中，这一看似简单的规定却因其过于简单而难以实施，这就好比我在处方中规定患者进行呼吸一样! 如果我提出一个非常直接的问题："请问您平时运动吗？"我只会得到一些非常含糊的回答："我每天会走点路，就和其他人一样"，或者"当您有了孩子，不得不每天不停地奔波"。但如果我们更加深入地探讨这一问题，就会发现两种截然不同的运动类型：有目的地运动，即在我们的日常生活中为了实现特定的目标而努力活动自己的身体；以及为了运动而运动，即为了保持健康、纤瘦和优美的体型而坚持运动。正是后者使我们在有所懈怠时产生愧疚感，促使我们去健身房办卡。人们会付费使用健身房内的踏步机，却不愿在前往健身房的路上走楼梯，大家想想这有多矛盾吧!

当今世界，半数新的发明专利都旨在帮助人们减少体力消耗，同时节省时间。但实现这两大便利后，带来的往往是更多的压力和体重问题。在这种情况下，我们如何才能相信在日常生活中有目的地运动的种种益处？

此外，步行在日常生活中就和呼吸一样自然，这让人很难相信步行具有"治疗"功效，更别说能帮我们减轻体重了。

最后，运动瘦身的概念还未上升到足够的成熟度或技术水平，无法引起医生的重视。我所说的"医生"中也包括我自己。多年来，我相信患者专程赶来咨询一名拥有无数资质和多年经验的医生兼营养学专家，并不是为了拿到一份仅仅写着"步行锻炼"的处方。但我现在发现其实并不是这样！

综上所述，我希望和大家进一步探讨这一问题，以便您充分理解我在帮助人们理解"动起来"，也就是我的"运动处方"（PE）这一概念时所面临的挑战。首先，我要提出以下两个简单的问题：

> *1.* 运动是否能帮助您减轻体重？
>
> *2.* 减重后，运动是否能帮助您有效地保持体重？

绝大多数人都会给予以上两个问题肯定地回答，现在让我们来了解一下相关的证据。

· 运动可以帮助您减轻体重 ·

每当您睁开和闭上眼睛，就会因眼皮的震动而消耗能量。这一过程所消耗的能量微乎其微，但仍可以用毫卡路里为单位进行衡量。在您思索或回忆的时候，同样也会消耗能量；当您思考、回想和解决问题的时候，将会消耗更多的能量。当您举起一边的胳膊时，所消耗的能量明显增多，若同时举起两边的胳膊则将消耗双倍的能量。

每当您站起身来，就会立即消耗以卡路里为单位的热量，因为这一动作会使人体的三大肌肉群——四头肌、腹肌以及臀肌产生收缩。您所做的每一件事都需要消耗卡路里，在这点上您是否同意我的观点？

让我们继续，慢慢走出您的前门。让我们假设您住在4楼，如果您不使用电梯，就可以在下楼并走到街上的过程中消耗6卡路里。此时您发现自己因一时匆忙忘了东西，便转身跑上楼，在此过程中消耗了14卡路里。然后您再次下楼，又消耗了6卡路里。转眼间，您已经消耗了26卡路里。

稍后便到了午餐时间，此时，您已经在电脑前静坐工作了4个小时。在此过程中，您一直都在呼吸，您的心脏持续跳动，血液持续流动。为了保持人体机能的正常运转，您每分钟都会消耗1卡路里。此外，您在这4小时内完成了大量的工作任务，并不时地运动一下您的手脚，大约消耗了15卡路里的能量。现在，您感觉双脚有点麻木，希望站起身来走动一下，于是您走出了办公室。

现在，我要向您提出一个令人意外的要求——坚持步行1小时！我知道这并不是一个轻松简单的任务。还有，我们为什么要在可以不走路的情况下选择步行呢？除此之外，这1小时必须从您工作之余的闲暇时间中扣除。让我们暂且假设您同意这样做。如果您保持不快不慢的速度，步行1小时将使您消耗300卡路里。从您打开办公室的大门开始计算，您已经消耗了340卡路里。

如果您生活在一个截然不同的世界里，譬如，一个原始猎人部落中，其居民的生存完全取决于自然环境中的物资是否充足，那情况就完全不同了。在这样一个世界里，您必须用尽全身的力量来捕猎以获取足够的食物，闲暇散步会浪费您体内宝贵的脂肪储备，进而带来不必要的风险。在当时情况下，节约、优化管理人体的能量储备事关生存。而今，这些人类在远古时代赖以生存的能量储备恰恰是您想要减去的多余体重。至此，您已经发现了我们平时难以减轻体重的症结所在，并了解了运动的作用及其在减重方面所具有的功效。

让我们再次回到您的现实生活中。如果您正在阅读这本指导书，那您很可能对自己的体重并不满意。如果是这样，您的脂肪有可能积聚在臀部和大腿部位，也就是我们所说的梨形身材；或者积聚在胸部和腰腹部位，就是我们所说的苹果形身材。您身上每1斤多余的脂肪，相当于4 400卡路里的热量。从理论上来说，您只需要每天步行1小时，每周5天并连续3周，即可减去1斤脂肪。具体的计算方法为：300卡路里×15天=4 500卡路里=略多于1斤脂肪。所以，在不改变饮食习惯的前提下，您只需确保这些步行量，就可以解决体重问题。是不是有点令人难以置信？我已经听见周围传来了此起彼伏的反对声：每天1小时，每周5天，我们哪有那么多时间？我们怎样才能在繁忙的工作和生活中抽出这些时间呢？

我同意大家的意见，我们的日常生活已经很忙了。接下来，我想要告诉大家如何把这些运动安排插入繁忙的日程之中，进而帮助我们有效地减轻体重。其实，我们每个人都能轻松完成这些运动。

运动比节食更令人痛苦或更加艰难吗？答案自然是否定的！

杜坎纤食瘦身法本身已十分有效，我在此基础上要求大家结合运动，无疑是希望在疗程中为您增加一个减重引擎，帮助您更快、更有效地减轻体重。

▪ 运动能帮助我们改善情绪、增添快乐 ▪

现在，我要求大家与我一起深入走进一个不同寻常的思考领域，您所作的各项决定，以及您选择生存而非死亡的根本原因均源自这一领域。您也许会觉得这与我们关心的减重问题相去甚远，但我会让您知道，这其实就是问题的根本所在。请与我一同揭开谜底，您将因此而获益非凡。

如果您的体重超出了正常范围，您或许已经意识到，促使您饮食并因此超重的根本原因并不在于饥饿。如今，在美国及欧洲各地，很少有人在生活中面临饥饿问题。人们之所以长胖，往往是因为其摄入的营养远远超出人体所需，他们摄取食物并不只是为了消除饥饿感。过度饮食并因此发胖的女性决不是为了获取营养而摄入食物，促使她过量饮食的根本原因，一定是某种迫切的需求，这种需求使她战胜了对发胖的恐惧。她的这一需求究竟是什么？

她所需要的，正是通过某些实在的东西来填补日常生活中所缺失的快乐，而她本人可能都没有意识到这一点。或者，她希望借此来消除某种痛苦或减轻过重的生活负担与压力。减重的困难在于，您在此过程中不仅会丧失利用食物填补空虚的机会，甚至由于无法随心畅享喜爱的食物，造成愉悦感的进一步缺失，令您感到沮丧和挫败。

这一矛盾为我们解释了为什么人们难以减轻体重，且很大多数人无法减肥成功无非以下两种情况：一是什么都不做，并承受由肥胖造成的痛苦；二是选择错误的减肥方式，并因此减肥失败。其实，在这两种情况之间，还有一条很少有人注意并加以利用的"捷径"，只要按照这种方法，就能成功减重并避免体重再次反弹，我把它称为"肥胖的彻底治愈"。

　　怀孕第五周左右，胎儿的大脑中枢逐渐形成，并发出作为独立生命体的第一批讯号，此后，这一功能将会一直持续，直到我们死亡为止。我们把这一神经中枢称为"生命的脉搏"。我们对生活的热切追求，以及我们致力于维系生命的各种行为，包括饮食、睡眠、繁衍后代、玩耍、捕猎、保持身体机能的正常运转、确保安全、寻求社会归属感，以及按照自己的能力找到在社会中的最佳位置等等，均源于这一独特的功能。

　　每种生物都以其独特的方式确保生存。让生存变得更为容易的一切事物都会带来喜悦的感觉，而阻挠其生存的一切事物则会带来负面的情绪。我们所做的每一件事情，无非是为了获得快乐或努力避免不愉快。这就是为什么我们在人体水分大量流失的情况下开怀畅饮，或在人体能量几乎耗尽的情况下开怀畅食的时候，总会感到由衷的喜悦。

　　然而，这只是其中的一个方面。除了喜悦感之外，还有一种更为重要的"食物"会随着我们的饮食进入大脑的神经通路。把喜悦感留给了大脑的喜悦中枢后，这种元素将继续前进，并抵达大脑最深处的"生命脉搏"区域。这一神秘信使的作用就是为"生命脉搏"提供能量，使其变得更为强大并源源不断输送我们赖以生存的生命动力。

　　此类有助于促进神经系统功能的营养物质具有无比重要的作用，而人们常常会把它和喜悦感混为一谈。更奇怪的是，据我所知，这种无比重要的物质迄今为止都没有名字，我个人把它称为"满益素"。这是一个组合词，其含义源于此类物质的两大功能——使人体"获益"，以及为我们带来"满足感"。

摄取食物、饮水以及呼吸是我们赖以生存的根本所在，也是最为高效的"满益素"来源。

当您环顾四周的时候，就会发现许多男女老少无法在其生活中获得足够的"满益素"。当我们体内的"满益素"含量不足时，生存的警报开始拉响，促使我们去寻找此类物质。当我们历尽艰辛却仍然无法获得所需的"满益素"时，就会陷入深深的绝望。

我们常常会下意识地寻找"满益素"，这种需求有时会变得十分迫切，而最简单的解决办法就是吃东西：在我们的嘴里塞满食物，通过食物来获得满足感。直到现在，我们中的大多数人都会错误地认为"满益素"就是喜悦感。

研究人员采用医学大脑成像技术对人类行为的效果进行了可视化分析，其结果显示，每当我们享用美食时，就会在大脑中产生最为强烈的反应和共鸣。就神经学上的影响力和产生喜悦感的强度而言，美食所带来的效果绝对不亚于性高潮，并且能够持续更长的时间。有些人之所以容易发胖并且很难减轻体重，主要是因为他们不愿因节食而失去这一快乐来源；换而言之，美食是我们主要的"满益素"来源。

让我们再来看看运动对喜悦感以及"满益素"的影响。对我们中的许多人而言，运动已逐渐变成一种负担，他们总是尽可能地避免运动。然而，对于那些想要减轻体重的人们而言，运动可以、并且必须成为他们最主要且最为有力的同盟挚友。科学研究发现，定期运动有助于增加多巴胺和血清素的分泌，而这两种元素都能提升我们的愉悦感。

如果因过度饮食而发胖的人们完全知道他们的这种饮食习惯会

导致体重的不断增长，但仍然无法停止无节制饮食，那是因为他们渴望通过大量的食物来获得所需的"满益素"。这种情况在倾向于通过饮食安抚情绪的人群中尤为常见。对这些人而言，运动在帮助他们改善与喜悦感之间的相互关系方面，具有至关重要的作用。

我现在需要您做的，就是努力改变您对运动的看法。我保证您绝不会因此而感到后悔。

· 运动能大大提升减重效果 ·

想要逐渐减少容器内的物体的体积或者重量，您只有两种方法可以选择：您可以在其中放入更少的物体或取出更多的物体。这一原理同样适用于减重。您可以减少营养的摄入（减少食量并少吃易胖食物），或通过运动消耗更多的能量，燃烧更多的卡路里。如果您结合以上两种方式，效果自然更为理想。在不改变饮食习惯的前提下，您可以通过增加运动量来促进减重效果。

运动有助于减轻节食所带来的挫败感。

您必须认识到，食物和运动之间存在一定的能量转换关系。您的运动量越大，卡路里消耗越多，在饮食方面的限制也就越少，进而能帮您有效缓解节食所带来的挫败与痛苦。

· 运动可以创造喜悦感 ·

充分的肌肉运动有助于促进内啡肽（安多酚）的释放，这种神经化学物质可以为我们带来愉悦的心情。我们必须完成一定的运动量，才能促进此类物质的产生。一旦您的体内开始释放内啡肽，并因此享受到了积极的效果，您就一定能摆脱长期超重的困扰。我的一名患者告诉我，她从未真正地喜欢上任何一种节食瘦身法，却很快变成了一名彻头彻尾的运动迷，她说她已经开始"沉迷"于运动。我坚信，只要她保持这种状态，就能轻松维持现有的减重成果。个中原因，可以使用我的一句座右铭来解释（这一道理适用于任何活动、行动或行为，特别是体重的减轻和增长）：

> 任何无法带来喜悦的事物将会使您倍感烦恼；
> 任何令您感到苦恼的事物终将对您造成损害。

· 运动不同于节食，它可以在不增加人体抗性的基础上帮您有效减轻体重 ·

我们现在所讨论的，正是抵抗肥胖问题的一大关键领域。一旦人体处于超重状态，它会将体重的减轻视为一种对身体的威胁，并因此形成一种防卫机制。这种防卫机制如何运作？通常，人体会作出以下两种反应：要么减少能量的消耗，要么加速脂肪的吸收和储存。您所尝试的节食方法越多，您的身体对减重的抗性也就越大。这种抗性将会使您的减重速度大大减慢，减重的速度越慢，您丧失信心并因此而放弃的风险也就越高。

这种抗性会造成您的饮食瘦身疗程中的最大阻碍：减重停滞期。在停滞期内，尽管您严格遵循我们的各项纤食指导，却仍然无法减轻体重。如果您在一段时间内，无法通过自己的体重秤见证体重的下降并因此获得鼓励与信心，就会产生极大的挫败感。如果停滞期的延续时间过长且无法突破，就很容易导致人们放弃。

尽管您的身体会跟据卡路里摄入的减少以及饮食习惯的调整

自动调节代谢机制，但它无法减缓运动时的卡路里消耗，这一点十分重要。如果您在数月内每天坚持慢跑1小时，您在第1天和第45天的卡路里消耗完全相同，均为每小时350卡路里。如果您从某天起每天减少350卡路里的能量摄入，几周后，您的身体就会适应这种变化，如果您想要继续减重，就必须每天减少至少500卡路里的能量摄入。

·运动不仅能帮您减轻体重，还有助于改善体型·

即使在超重的情况下，只要您能保持良好的肌肉线条，就会看起来更加紧致、更具魅力。

·想要长期稳定体重，合理运动必不可少·

一旦您达到了自己的理想体重，就可以进入巩固期以及此后的稳定期，届时，您的饮食限制和体重监督都会显著减少。

然而，我们都知道，人生总是有起有伏，最稳固的习惯也有可能被我们放弃，特别是在我们遭遇挫折的时候；我们总是倾向于在脆弱的时刻通过食物来安慰自己。运动可以帮助我们消耗卡路里，这也就意味着，只要您坚持运动，就能放心畅享更多美食。举例说明，只要您步行20分钟，就能消耗掉一杯葡萄酒或三块巧克力所带来的热量。

最重要的是，运动还能促使健康的人体释放大量的安多酚。在享受运动乐趣的同时燃烧多余的卡路里，无疑是预防体重反弹的最佳途径。

· 运动能帮助您突破减重瓶颈 ·

身为一名拥有30多年专业经验的营养学家，我见过许多对瘦身具有抗性的"疑难"病例。如今，这些"疑难"病例的数量已逐渐超过普通人群。他们究竟是谁？此类人通常是40岁以上的女性肥胖患者，她们往往隶属于以下某个或多个类别：

- 有过多年节食经历的女性；

- 有肥胖症家族史的女性。前来咨询瘦身建议的母亲已拥有一名超重子女，又或者拥有超重并很可能患有糖尿病的母亲、父亲、姑姑、阿姨、舅舅、叔叔等。

- 过度肥胖的女性患者，她们的超重情况十分严重，看起来无法从根本摆脱体重束缚。令人惊讶的是，体重对她们所造成的困扰并不像我们想象的那样严重。此类人与轻微超重的人群相比，通常不那么迫切地想要减轻体重。

- 长期习惯于久坐不动的女性。这些人被繁忙的现代生活所淹没，需要面对大量的工作以及琐碎的家务，每天感觉十分疲惫，不愿再消耗额外的体力。

符合以上几种情况的肥胖患者开始尝试全新的饮食瘦身法时，势必会遭遇较大的阻力。他们全身心地投入纤食疗程，并能在最初的阶段快速减轻体重（特别是过度超重的肥胖患者）。随后，他们的减重抗性逐渐显现，减重进程逐步减缓，在某一天，他们自身的减重抗性超出以往并达到了一个临界点，就会进入减重停滞期。他们严格遵循纤食指导，却无法获得任何成果。他们在停滞期中面临着信心动摇、美食诱惑增大等不利因素，一旦出现违规饮食，还会使停滞期进一步延长。

许多女性在减重停滞期内断断续续地坚持着她们的瘦身计划，并最终决定彻底放弃。女性减重者必须确保她们在疗程内并没有出现体内水分异常滞留、激素水平紊乱，以及甲状腺功能低下等问题，这一点十分重要。无论她们所采用的饮食瘦身法多么有效，只要遭遇此类问题，就会导致减重进程严重减缓或停滞。如果医疗检查证明她们并没有此类问题，就应坚持自己的纤食计划，千万不能半途而废。

在减重停滞期内，人们很容易想要放弃。此时，运动的重要性较以往任何时候都更为明显。人体一旦产生减重抗性，就会自动减少能量消耗，并从所摄入的食物中尽可能获取更多的热量，在较长时间内阻止体重进一步下降，迫使人们放弃瘦身计划。然而，如果他们在此时增加运动量，就能与减重抗性进行抗衡。

推动体重进一步下降，重新拾起他们对整个减重计划的信心，把原先的恶性循环变成一个良性循环。

每当患者进入减重停滞期，我都会为他们开出一张持续时间较短的针对性处方，并称之为"闪电行动"，其中包含：

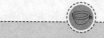

- 连续4天严格遵循速效期纯蛋白质饮食；

- 尽可能减少盐分的摄入；

- 每天喝2升水，其中应含有少量的矿物质；

- 尽可能提早睡觉时间（在午夜12点以前上床睡觉能大大促进减重效果）；

- 服用温和的植物利尿剂，以消除体内的多余水分；

- 在完成以上各项的基础上每天步行60分钟并连续坚持4天。

以上六条便是我帮助患者突破减重停滞期的强化处方，步行通常是这些建议中最有效的一项。

我把运动当成一种药物处方，对运动量和运动的频率都进行了严格的规定。我在实践中发现，哪怕是对运动极为排斥或日程安排过于繁忙的那一群人（特别是那些对饮食瘦身法最具抗性的人们），亦能亲眼见证并惊异于运动的减重效果。除此之外，他们还承认自己一直以来都知道运动的重要性，却从未真正地相信它确实重要。由此可见，将运动作为减重疗程中的规定处方是很有必要的，它能帮助人们成功穿越从"知道"到"相信"之间的那条鸿沟。

因此，我建议大家用不同的视角来看待运动，把它看成一种在与体重的激战中尚未合理运用的强大武器。

我在此向您保证，无论您的身体对饮食瘦身法具有多大的抗性，只要您在整个疗程中（从速效期到稳定期的四个阶段内）坚持遵循我们的专业指导，并按时完成我所规定的运动项目，即可成功达到并长期维持您的理想体重。您不仅可以成功减重，还能彻底摆脱发胖倾向。

每日运动处方 ❀

在大多数情况下，医生都会像喊口号一样给出一些常识性建议，例如"要适当增加运动量，想办法挤出时间，努力坚持"。据我所知，这种建议一般都无法得到有效的采纳和遵循。

有些国家拥有近半数的超重人群。我们是不是应该向肥胖说不？我们有没有能力抵抗肥胖？我由衷地感觉到，如果我们不经常给自己敲敲警钟，社会就会逐渐倾向于习惯和容忍大范围的肥胖。当然，各地的政治家们不断向我们发出警告，让我们努力避免暴饮暴食和久坐不动，然而，却很少有人真正采取必要的举措，来抵抗愈演愈烈的肥胖风暴。

正在阅读这本瘦身指导书的您，想必已对我的看法有所了解。在我看来，只要牢牢抓住运动这一战略要素，并结合杜坎纤食瘦身法，即可为您带来全新的选择机会，帮您打造满意体型。如果您真心希望永久摆脱体重困扰，在尽可能减少挫折感的前提下获得卓越的减重成果，就必须遵循我的运动指导。

在拒绝运动的诸多理由中，最为常见的莫过于：没有足够的时间。这一理由实在无法令人信服。人们从来不会说自己没有时间上美容院或去按摩，事实上，这些往往比运动更为繁琐和费时。所以，问题的根本就在于您是否愿意相信，只要把运动和杜坎纤食瘦身法合二为一，就能帮您在短期、中期，以及长期内成功摆脱体重困扰。

关键要素：坚持步行 ✄

自从人类学会用双腿站立和行走后，我们的生活就发生了翻天覆地的变化。

然而，在当今这个充满压力和非自然元素的人类社会中，步行已逐渐沦落为浪费时间和导致公共交通业收益减少的无益之举。既然我们身边到处都是自动扶梯、电梯、汽车以及摩托车，为什么还要步行呢？

★ 在所有的人类活动中，最自然的莫过于步行

我经过反复地思考，最终决定将步行作为抵抗肥胖的一大途径，其原因就在于步行是人类的天性中不可缺少的组成部分，是我们的自然行为与遗传基因的直接体现。步行是帮助我们消除现代生活方式造成的非自然产物的最佳方式之一。步行可以为我们带来诸多益处，而我们也会逐渐发现步行的乐趣，进而使其成为我们的日常生活中不可或缺的必要元素。

★ 在所有的人体运动中，最简单的莫过于步行

一旦我们学会迈步走了，走路就和呼吸一样，成为了我们生活中最自然的举动。步行对我们而言如此简单，我们完全可以边走路边做其他任何事情。当您外出散步的时候，可以尽情欣赏周围的环境，思考、计划您的一天，与您的同伴闲话家常或使用手机拨打电话。生活决不会因为您外出散步而停止不前。

★ 步行：对所有人而言，最轻松灵活的锻炼方式

　　连续步行数小时后，您也不一定会感到疲惫。步行时，人体所承受的力量会平均分配至骨骼与肌肉的各个区域。如果您想要徒步旅行，就应事先准备好合适的徒步鞋。如果您只是在邻近地区随便走走，以完成每日的步行减重任务，普通的非高跟鞋就足以胜任。步行不会使您大汗淋漓，您可以在任何时候抽空步行，且无需准备或穿着特定的服装。您不用购买运动装备、寻找淋浴设施，或在步行前后更换衣物。

　　★ 步行：在同一时间锻炼人体肌肉数量最多的运动

　　步行虽然看似简单，是自发性人体活动，但它所涉及的肌肉种类及数量远远超出您的想象。此外，步行所涉及的都是人体负荷最大的肌肉群，这也就意味着它们所消耗的卡路里数量相对最多。

步行时所使用的主要肌肉包括：

> 四头肌：四头肌是人体最大的肌肉之一，位于大腿前侧，主要功能为提起大腿和小腿并推动其前进；
>
> ---
>
> 腿　腱：位于大腿后侧，主要功能是帮助您的腿部向后运动；
>
> ---
>
> 臀　肌：庞大而有力的臀部肌肉能帮助我们完成步行过程中的反向运动，如果臀部肌肉松弛，就表示它们的首要功能——步行并未得到充分的利用；
>
> ---
>
> 腹　肌：我们每往前走一步，都会引起腹肌的收缩；

> 小腿肌：这些肌肉的体积相对较小，但却是我们步行时使用
> 最多的肌肉之一。

步行时所使用的次要肌肉包括：

- 骨盆的稳定肌群：这些肌肉位于骨盆的四周，其中包括外展肌、内收肌、前侧的腹肌以及背侧的棘肌；

- 小腿肌肉前侧的胫骨前肌：这些肌肉能在您大步前进的时候帮您提起双脚，避免与地面产生不必要的摩擦，步行可以帮助我们显著改善胫骨前肌；

- 手臂与肩部肌肉：这些肌肉在步行中的贡献略低于上述其他肌肉，但在强度较大的步行过程中亦能得到充分的锻炼。

　　我们在步行时会同时用到以上所有肌肉，其中许多肌肉需要消耗大量的能量，这就是为什么我们会在步行时燃烧大量的卡路里。

· 步行是帮助您有效减重的最佳运动方式 ·

　　令人感到惊讶的是，步行所消耗的卡路里并不亚于打网球以及其他许多运动。除此之外，连续不间断的步行过程还能优化卡路里燃烧，而在网球运动中，您会把一半的时间用在中场休息和等待下一次击球上。

　　与网球及其他一些依赖器械的运动所有不同，步行锻炼可以随时随地轻松完成，无论是白天还是夜晚，只要您能抽出一小时

的空闲时间，即可完成当天的步行任务。

步行是永久稳定期内最有效的运动方式。

步行是唯一一项有望成为您全新生活习惯的核心组成部分的日常活动。正如我们先前所说，步行具有轻松、自然、健康、无受伤危险或心血管疾病风险等特点，进而使其成为了人们最容易采纳的常规运动建议。

· 对肥胖人群而言，步行是唯一的一项无风险运动 ·

越肥胖的人群，越适合步行。肥胖或超重人群都需要承受其自身体重所带来的额外负担。在日常生活中承受比常人多出15公斤的体重本身就是一种运动，但这种运动效果只有在步行的时候才能体现。

· 运动是预防衰老的最佳运动方式 ·

每天步行30分钟不仅能帮助我们减轻和稳定体重，还能改善我们的身体状况，让我们更加健康长寿。步行还有助于改善我们的精神状态。步行可以刺激人体释放一种能带来喜悦的神经传递素——内啡肽（安多酚），以及被称为"快乐荷尔蒙"的血清素。人体血清素含量不足就会导致抑郁。

· 杜坎纤食瘦身疗程的四个阶段所规定的步行任务 ·

我的瘦身计划要求大家在遵循各阶段的饮食指导的同时，完成相应的步行任务，步行的时间因各阶段的特点和目的而异。

- 速效期内：每天步行20分钟；

- 缓效期内：每天步行30分钟，如果减重停滞期超过7天，须增加至每天步行60分钟并连续坚持4天；

> ● 巩固期内：每天步行25分钟；
> ────────────────────────────
> ● 稳定期内：您必须坚持每天步行20分钟。

·速效期内的步行锻炼·

在速效期内，步行是唯一一项既能优化减重效果，又不会导致疲劳和增加食欲的规定运动项目。我要求大家每天步行20分钟。除非您本身就有固定的步行习惯及偏好，否则，我不建议大家擅自更改这一运动量。

在通常情况下，您坚持2天纯蛋白质饮食，即可减轻0.8公斤到1公斤体重，如果加上步行，或许能减轻1.2公斤的体重。对于严重肥胖的人群，特别是在臀部、膝盖、脚踝等部位积聚了大量脂肪的肥胖人群，我建议他们将每天的步行任务分2次完成，每次坚持10分钟。

·缓效期内的步行锻炼·

在缓效期内，我规定大家每天步行30分钟。

在杜坎纤食瘦身法的这一阶段中，坚持步行具有至关重要的意义。在缓效期内，尽管您严格遵循纤食规定，您的身体却一定会遭遇明显的减重阻力，以至于您会发现自己的减重速度明显减缓，并最终停滞不前。如果您无法找到自己遭遇体重瓶颈的根本原因，如水分驻留、甲状腺功能不足、体内激素失衡或当前所服用的药物容易导致体重增长（如可的松和抗抑郁剂）等，我建议您将步行时间从每天30分钟增加到每天60分钟并持续4天。您可以分2次完成这些运动量，即每天步行2次，每次30分钟。

· 巩固期内的步行锻炼 ·

在第三阶段巩固期内，我们的目的是帮助大家实现从规定的纤食用餐顺利过渡到正常的饮食，并帮助大家培养健康的饮食习惯。在巩固期内，我规定大家每天步行25分钟，且不得自行更改这一运动量。

· 稳定期内的步行锻炼 ·

在第四阶段稳定期内，我们的目的是帮助大家重新回归正常生活，并确保体重不再反弹。为了帮助您长期保持减重成果，我为大家规定了持续时间相对最短的每日步行时间，并要求大家终生保持这一习惯。

在我看来，稳定期是整个饮食瘦身疗程中最为关键的阶段。在此阶段中，我规定大家每天步行20分钟。这个要求一点都不高，并能确保您辛勤付出所换来的减重成果不会付诸东流。

· 步行锻炼的最佳方式 ·

我所说的"步行"，既不是高强度的健走锻炼，也不是过于轻松的闲庭信步。设想一下，如果您需要在上班前抽空到邮局寄一封信，而您所剩的时间已经不多，您会以怎样的速度前进？您在日常的步行锻炼中就应保持这一速度。您可以在一天中选择最佳的锻炼时间，或适当增加一点难度，以提高步行锻炼的效果。

· 通过步行促进消化 ·

饭后散步可以增加30%的卡路里消耗。如果您在饭后30分钟内出门散步，不仅可以消耗步行所需的那些热量，还能改善消化过程中所产生的热效应并提高体温，进而帮助您有效降低来源于食物的热量的利用率。所以说，饭后散步能帮您缓解纤食疗程中摄入违规饮食带来的不良后果，尽管其作用相对较小。

· 尽可能发挥后腿优势 ·

我并不是要求大家练习倒走，而是尽可能利用步行过程中单腿位于后方的那一瞬间，以增加卡路里的消耗并使"被遗忘"的肌肉得到锻炼。

经验丰富的步行者在步行过程中双目始终向前平视，自觉寻找前方的立足之处，我们将其称为"前进运动"。此时，您的前脚离开地面，大腿也随之提起，而另一条腿则被动地进入靠后的位置。在前进运动中，四头肌和腹肌都会得到充分的锻炼；与胫骨直接相连的腿腱也会得到锻炼，在前进的每一步中，腿腱都会比双脚更早提起，以免步行者被地面绊倒。

为了提高步行锻炼的效果，我们需要您运用肌肉来控制后腿。举例说明，当左腿完成了前进运动后，就会回到垂直的位置，并逐渐被动地成为前进过程中的后腿。此时，您便可以对其进行控制，转被动为主动。与其让左脚像钟摆一样往后抬起，不妨尝试让其与地面保持接触。当您用力使左脚与地面保持接触时，左侧的臀肌与腿腱就会自动收缩，如此便能燃烧双倍的卡路里，确保您身体的前后侧在步行过程中同时得到锻炼。

▪ 步行时保持昂首挺胸 ▪

步行时保持上身挺立，或保持"昂首挺胸"的姿态，能帮助您在步行过程中有效增加能量消耗。无论您位于哪个年龄段，都能因此而获益匪浅。我们并不只是希望您在锻炼时保持这种走姿，而是希望您在今后的生活中一直保持这种走姿。

怎样才能在步行时保持上身挺立呢？很简单，确保您的头部和胸部位于同一平面上，颈部伸长，双肩肩胛骨向后打开并有意识地下压。

对年轻人而言，这种姿势会使他们看起来自然优雅、风度翩翩。在步行时保持昂首挺胸除了能增加卡路里的消耗外，还能使多处不同的肌肉得到锻炼。

对于50岁以上的中老年男女而言，在步行时保持昂首挺胸会令他们看起来更年轻。为什么呢？让我们一起来做一个简单的实验。看一下您的周围，除了皱纹、头发灰白和脸颊松垂以外，衰老的首要表现之一就是驼背耸肩。在我看来，驼背远比超重更能出卖一个人的年龄。因此，瘦身不仅需要大家遵循我的纤食指导，更要保持昂首挺胸的行走姿势。

四大关键部位的四种主要运动方式 ❀

许多习惯于久坐的减重者常常不知该怎样选择适合他们的运动项目，因此，我为他们拟定了四种运动方式，帮助他们加强肌肉最密集区域的减重效果，并提高卡路里的燃烧强度。这些运动还能应减重者的具体需求，帮助他们缓解腰腹、手臂、臀部和大腿这四大薄弱部位在大幅减重后常常会出现的肌肉与皮肤松弛现象。

·人体减重后会出现四大松弛部位·

当您成功减去15斤体重后，消失的脂肪与皮肤之间将会展开一场"竞赛"。说实话，脂肪消失的速度快于皮肤收紧的速度，这一问题在皮肤最细腻且使用最多的区域更为常见。

女性减重者常常抱怨四大部位皮肤松弛、丧失弹性。接下来，我会一一列举这四大部位的常见问题，再针对每一个区域，规定一项特定的运动。

★ 腹部松垂摇晃。减重后，腰腹周围的皮肤将会出现松弛。虽然皮肤最终会自行恢复原有的形状，但这一速度非常缓慢，通常需要6个月才能达到最佳状态；6个月过后，就不会再有任何改善，不过在此以前，您无需采用任何激进的方法加速恢复过程。

腹部突出和松垂主要是肌肉壁松弛所致。想要改善腹部形状并使其恢复平坦，就必须通过传统的腹肌练习来锻炼您的腹部肌肉。常见的腹肌练习方法多达十余种，我以此为基础创造了自己的腹肌运动法并只向您推荐这一种方法。只要按照这种方法坚持锻炼您的腹肌，就能达到理想的效果，但前提是您必须坚持每天锻炼，不可松懈或半途而废。

★ 手臂后侧肌肉松弛。减重前手臂脂肪积聚较多的女性常常会抱怨她们的手臂在减重后出现松垂。减重后，手臂的脂肪与原先相比显著减少，但其周围的皮肤尚未收紧，进而导致手臂后侧肌肉松垂。我也会通过一种特定运动方式来帮助大家解决这一问题。

★ 臀部松垂。女性的臀部通常由大块的承重肌肉和厚厚的软垫组织组成。对习惯于久坐的女性而言，其臀部肌肉可能会出现萎缩。减去大量的体重后，臀部的脂肪软垫将会显著减少，进而造成臀部松软下垂。对于这一常见的问题，我制定了一套完整且效果突出的运动方式。

★ 大腿松弛。减重后大腿松弛的现象常见于减重前下半身（臀部、大腿和膝盖）脂肪积聚较多的女性。成功减重后，大腿脂肪明显减少，进而导致肌肉和皮肤松弛。针对这一情况，我设计了一套完整的运动方法，帮助遭遇此类问题的纤食者锻炼四头肌，对大腿进行全面塑形，帮助其恢复迷人曲线。

> **重要提示**
>
> 如果您的体重严重超标，在床上进行第一和第二项运动可能无法带来足够的效果。您可以选择在地面上完成这两项运动，并能根据自己的喜好决定是否使用健身垫。

1. 杜坎纤食瘦身法特别组合训练：腹部、大腿及手臂运动

这套运动法就好比我的瑞士军刀。这套运动法由我自创，至今伴随我已有二十余年，在过去的3年内，我向无数超重患者推

荐了这一运动处方。

如果您在步行之余，还希望选择另一项可以长期坚持的运动项目，那我建议您选择此项运动。原因何在？因为它简单易行，并能轻松融入您的日程之中。您可以在每天起床后或睡觉前在床上完成这一练习。此项运动极为有效，并能帮助您锻炼包括腹部、大腿以及手臂等在内的多个关键肌肉群。

在床上放置一个枕头和一个靠垫，形成一个舒适的45°斜面。将背部躺在这一斜面上，头朝下，臀部提起。双腿弯曲，双手伸直后抱住膝盖。您可以用双手握住膝盖上方或握住膝盖的内侧或外侧，只要选择最为舒适的姿势即可。从这一半仰卧姿势开始，使用腹肌的力量将您的胸部向上抬起，在此过程中请勿使用双手进行协助。随后慢慢躺下，恢复起始动作。请尝试在不用双手协助的前提下反复完成15次上述动作。

15次动作完成后，再次回到起始姿势。接下来，请使用手臂而非腹肌的力量慢慢抬起您的身体。靠二头肌的力量慢慢抬起您的胸部并使之与地面垂直。二头肌是上臂前侧最大的两块肌肉，其力量与腹肌相比相差甚远。

请反复完成15次上述动作。这两组练习就是您早间运动的全部内容，总共包含30次动作。

到了晚上，请在上床睡觉前按相同顺序完成以上两组练习。换而言之，您在一天内总共需要完成60次规定动作。这些练习可以使您的腹肌壁和二头肌逐渐恢复紧实。此项运动还会使您的大腿肌肉得到锻炼，只需在每天早晨和夜晚各使用1分钟即可完成。

　　我要求大家在每天早晚的腹肌和手臂肌肉练习中，以前一天的运动量为准并在此基础上各增加一次，也就是说，您需要在第二天早晨和晚上各完成31次动作；在第三天早晨和晚上各完成32次动作；直到您可以在某一天的早晨和晚上各完成100次动作为止。到了那个时候，您只需要3分钟即可完成200次的腹肌和手臂肌肉练习，这完全不会对您的日程安排造成任何影响。

　　只要坚持这项无比有效和高效的局部锻炼，就能让松弛的腹部再次变得平坦健美。

2. 臀部肌肉特别训练

　　我会在每天的第一项训练结束后，立即开始此项训练。这项运动非常有效，您的臀部、手臂后侧以及大腿后侧的肌肉将得到迅速而有力的锻炼，让您清晰地感觉到它们的形状正在不断改善。此外，这也是一项非常有趣的运动，就好像在玩"蹦床"一样，您很快就会同意我的看法。

　　首先，把床上的枕头和靠垫移除。背部平躺在床上，双臂张开；双腿分开与胯同宽，双脚放在离臀部半米处；膝盖弯曲，大腿伸长。以此为起始姿势，使用双臂、双脚以及大腿后侧肌肉的力量，慢慢向上抬起臀部，整个身体呈拱桥状，直到您的胸部和腿部形成一道略带坡度的直线为止。

　　当您完成这一动作后，立即放松并让您的身体自然落下，然后借床垫的弹性再次弹起并让您的身体呈一直线。床垫的弹性作用能帮您降低此项练习的难度并让您一直持续，直到您的手臂、大腿后侧以及臀部肌肉开始发热并得到充分的锻炼为止。

我要求大家在每天早上起床后和晚上睡觉前各完成30次上述动作。您只需要在一天内抽出1分半钟，即可完成60次动作，因为所有的动作都能连续完成。如果您无法在一组练习中坚持完成30次动作，则表明您的骨盆和臀部过重，而您的肌肉不够强大或有一定程度的萎缩。如果出现这种情况，请不要担心。您可以适当减少运动量，您的肌肉将会迅速适应并在短期内帮您完成30次的目标。但是，我建议大家在每天早晨和晚上至少各完成10次动作，因为您越是难以完成此项练习，就表示您越需要进行相关的锻炼。

和之前一样，我要求大家在每天早晚的练习中，以前一天的运动量为准并在此基础上各增加一次，直到您可以在每天早晚各完成100次动作为止。到那个时候，您的胸部和骨盆将随着体重的减轻而变得更为纤瘦，并将通过以上两项有效的练习，获得理想的肌肉线条。

3. 大腿肌肉特别训练

此项运动具有双重效果：它可以帮助您有效锻炼人体最大的肌肉——四头肌，并因此消耗大量的卡路里。四头肌正如其名，由四大块肌肉组成。这也是人体最容易积聚脂肪的一大区域。此项运动不仅能帮助我们燃烧卡路里，还能促进大腿肌肉的增长，消除减重后大腿内侧脂肪消失所形成的空隙。

双腿直立，如果前方有一面镜子则更为理想。双脚略微分开，保持稳定站姿，双手支撑桌面或水槽。膝盖弯曲，缓慢蹲下，直到您的臀部与脚跟接触。然后慢慢站起并回到您的起始位置。

　　此项练习虽有难度，却能带来显著的效果。具体的效果取决于您当前的体重，以及您脂肪集中的区域。如果您严重超重，比如，体重超过90公斤，可能会在开始此项练习的最初阶段遭遇一定的困难。如果出现这一情况，不必强迫自己按标准完成这一动作，只要尽力而为就可以了。随着时间的推移，并通过坚持不懈的努力，您很快就能轻松完成一次动作。用不了多久，您就能轻松完成两次动作。此后，情况会一路好转，您最终将会实现超重人群的理想目标：连续完成15次动作。到了那个时候，也就意味着您与理想体重之间的距离并没有那么遥远了。

　　从您可以轻松完成一次动作的那天起，您只需要尽自己所能，每天坚持增加一次动作，即可在2周内实现连续完成15次动作的目标。如果您的肌肉确实需要休息，可以在当天不增加运动量，但动作次数不应少于前一天的次数。当您能轻松完成15次动作后，再为自己设定一个更高的目标：连续完成30次动作，不过不用超之过急。就算你每周增加1次动作，我也没意见。

　　当您能轻松完成30次动作以后，就会拥有一对线条优美的紧致大腿以及双腿的四头肌中所包含的8块健美肌肉。这些肌肉每天将为您消耗更多的卡路里。锻炼结束后，您的肌肉仍会不停地燃烧卡路里，尽管卡路里燃烧的速度与运动时相比有所下降，但可日夜不停地连续燃烧长达72小时。

　　正因为如此，我们必须要坚持运动，并尽可能缩短各项练习的间隔时间。最理想的状态就是，您每天都能抽出时间活动一下自己的身体。

4. 甩掉"蝴蝶袖"特别训练

女性松弛的手臂常常能清晰反映出她们过去的肥胖史。许多大腿脂肪积聚较厚的女性同时拥有肥胖的手臂。当她们努力减重的时候，手臂脂肪消失的速度快于大腿，并最终造成手臂皮肤松弛。对于这一常见的问题，我们可以采用多种解决方案。单靠瘦身紧肤霜可能无法有效解决这一问题；而手术又会留下很多的疤痕，因此我不建议大家铤而走险。我建议大家通过我最喜爱的锻炼方式来改善自己的手臂线条。此项练习全面、简单又不乏效果，只要坚持这该项练习，就能帮您实现自己的愿望，为您带来紧致双臂。

此项练习的优点就在于它能帮助我们同时锻炼两组对抗肌群——手臂前侧的二头肌与手臂后侧的三头肌，不仅能改善肌肉线条，还有助于收紧皮肤。

双腿直立，手握1.5升装的瓶装水或与之重量相当的物体。开始练习前，将双手放于身体两侧并自然下垂。弯曲一侧的手臂，用水瓶来触碰您的肩膀。慢慢伸直弯曲的手臂，使其回到初始位置。随后，将手臂尽可能向后伸展，达到或超过水平位置。此项练习的前半部分将使二头肌得到收缩和锻炼，后半部分则将使三头肌得到收缩和锻炼。

在完整的一组练习中，两侧手臂需要各完成15次动作。我建议大家尽可能增加动作的次数，如果您可以继续，就尽可能继续，无需担心手臂变粗，因为手臂肌肉只有在承受巨大压力的情况下才会不断增长。当您每天都能轻松完成15次动作并持续一周后，尝试在下一周内每天完成20次动作，下下周继续增加至每天完成25次动作。按照这一速度前进，您就可以在第一个月结束时实现每天完成30次动作的目标。此后，您可以根据自己的情况对运动量进行适当的增加。到了那个时候，您的手臂就会变得更加紧致和健美。

我想要提醒大家的是，成功减重后，您的手臂皮肤会变得较为松弛，需要6个月的时间完成自然收紧过程。6个月过后，皮肤的紧致度将无法自行改善。

综上所述，运动能帮您更为迅速地减轻体重，不断改善您的体形，并在此过程中为您带来成功的喜悦与满足。

100 个
可用食材清单

禽肉类
1 牛腿肉
2 牛腩肉
3 牛里脊
4 牛排
　菲力牛排
　西冷牛排
5 牛肉糜
（肥肉不超过10%）
6 无糖肉松
（牛肉、猪肉、鱼肉）
7 烤猪里脊肉
8 猪里脊肉
9 全瘦肉猪排
10 鸡心
11 鸡肝
12 鸡胗
13 鸭胗
14 鸭脖子
15 鸭舌
16 鸭肝

17 去皮鸡肉
　去皮老母鸡
　去皮童子鸡
　去皮草鸡
　去皮乌骨鸡
18 鹌鹑
19 鸽子
20 去皮鸭胸肉、
　去皮鸭腿肉

水产类
21 左口鱼
22 多宝鱼
23 鲳鱼
24 黄鱼
　大黄鱼
　小黄鱼
25 带鱼
26 橡皮鱼
27 真鲷鱼

28 鱿鱼、章鱼

29 墨鱼

30 银鳕鱼

31 三文鱼

　　烟熏三文鱼

32 海蜇皮

33 银鱼

34 金枪鱼

　　黄色、红色、白色、

　　水浸金枪鱼罐头

35 马鲛鱼

36 鲈鱼

37 桂鱼

38 黑鱼

39 青鱼

40 鲥鱼

41 河鲫鱼

42 鳊鱼

43 花鲢鱼

44 鲶鱼

45 甲鱼

46 河鳗

47 黄鳝

48 蛤蜊

　　文蛤

　　花蛤

　　蛏子

49 扇贝

50 青口贝

51 鲜带子

52 珍珠鲍

53 螺蛳

　　田螺

54 生蚝

55 虾

　　明虾

　　草虾

　　基围虾

　　竹节虾

　　河虾

　　沼虾

56 龙虾

　　小青龙

　　龙虾

57 小龙虾

58 蟹

　　大闸蟹

　　青蟹

青膏蟹

花蟹

毛蟹

梭子蟹

59 牛蛙、青蛙

60 海参

61 海藻

海带

紫菜

海苔

蛋类

62 鸡蛋、咸鸭蛋、 皮
蛋、鸽蛋、鹌鹑蛋

豆制品

63 豆浆（无糖）
每天可食用500毫升，奶
制品混合则每天可食用
300毫升

64 豆腐

绢豆腐

老豆腐

奶制品

65 脱脂牛奶

66 脱脂酸奶（无糖）

干货类

67 干贝

68 淡菜

69 虾干

虾皮

70 燕麦麸

71 魔芋面

72 魔芋米

73 干菇类

干香菇

干茶树菇

干青头菇

74 木耳

白木耳

黑木耳

75 杭白菊

76 笋干

蔬菜/菌菇类

77 笋类

竹笋

冬笋

78 番茄

79 菌菇

蘑菇

金针菇

香菇

竹荪

80 辣椒

81 菜椒

82 绿叶菜

荠菜

青菜

菠菜

生菜

韭菜

白菜

卷心菜

83 芦蒿

84 芹菜

西芹

水芹

85 西兰花

86 花菜

87 鲜百合

88 藕

89 芦笋

90 茄子

91 银芽

92 莴笋

93 南瓜

94 冬瓜

95 苦瓜

96 丝瓜

97 黄瓜

98 洋葱

99 白萝卜

100 西葫芦

调味品

酱油

辣酱	肉桂
咖喱粉	小豆蔻
五香粉	柠檬
白醋	柠檬草
香醋	丁香
黄酒	香菜
花椒	小黄瓜
豆豉	小茴香
葱	姜黄
蘑菇粉	甜味剂
泡菜类	龙蒿
咸菜	姜
雪菜	低糖番茄酱
榨菜	薄荷
萧山萝卜干	肉豆蔻
香菜	新鲜洋葱
大蒜	洋葱干
琼脂（植物胶）	辣椒粉
海藻	西芹
八角茴香	红辣椒
无糖调味品	胡椒粉
罗勒属植物（用于调味）	山葵
低脂浓缩固体汤料	迷迭香
低脂可可	藏红花

Chapter 8

杜坎纤食瘦身法的饮食食谱

从现在起，杜坎纤食瘦身法中的纯蛋白质餐对您应该不陌生了。如果您已经开始实行，您可能已领略到它简单又高效率的双重优点。所谓简单是指排除所有的模糊地带，清楚明确地指出可以使用的食品，这也成为杜坎纤食瘦身法的一张王牌。但是，这个瘦身法也有它的弱点。有些人由于时间不够或是缺少一些想象力，而将自我局限于太过拘谨严苛的食品选单中，最后导致饮食内容一直处于重复状态，没完没了地食用牛排、水煮蛋、脱脂酸奶。

当然，这样的进食方式符合杜坎纤食瘦身法的信条：它允许患者在可食用的食品名单中无限量地进食。但随着瘦身时间拉长，久而久之，它就形成单调呆板、令人无法忍受的限制；并且让人产生错误的观感，以为杜坎纤食瘦身法是悲伤、令人挫折的饮食法。

但是，事实并非如此。特别是那些需要减去大量体重的人，他们绝对必须努力让食谱变得好吃且吸引人，而非仅停留于可接受的程度。

从一些个案中，我观察到尽管面对同一份可食用的食品清单，有些女性显得较有创造力。她们能大胆地搭配组合食材，创造新的食谱，使饮食法变得较有乐趣。

也因为如此，我养成了记录这些食谱的习惯，将它们推荐给那些时间或是创造力不太足够的女性。这样的做法也为准备实行杜坎纤食瘦身法的人创造了一个信息供应中心。

这些食谱是针对速效期严格限制的纯蛋白质食物的清单而设计，接着是缓效期的蛋白质交替饮食法的食谱。

　　这些食谱只是建议，让有才气、有创造力使食谱内容变得多元的女性不会因此无发挥之地。如果你们当中有高明的女厨师，请让我知道，我会把发明出来的新食谱放入下一次的新版中。

　　这个食谱选辑的最终目标，是希望让实行杜坎纤食瘦身法的人用少少的时间就能提升餐点的质量。

　　　　　　　　　　　　　杜坎烹饪小提示：

请使用无糖无油的调料和原料。

为防止食物在加热过程中粘锅，必要时可用餐巾纸蘸少许油涂抹在锅上。

如需使用淀粉请使用玉米淀粉（速效期不能使用，之后每人每天不超过2大勺）。

如需使用鸡汤请使用低脂无糖的清鸡汤。

在烹饪时如加入黄酒（最多4滴），请勿加盖。

请使用无糖、脱脂或低脂的酸奶或豆浆。

菜谱中的大勺为汤勺，每勺约15～18克。

菜谱中的小勺为茶勺，每勺约5克。

速效期纯蛋白质食谱

鸡肉饼

准备：30分钟　烹饪：30分钟（烤箱）/ 5分钟（微波炉）

原料：鸡胸肉2块（剁肉馅）、洋葱半个切碎、香菜20克、姜20克、盐和黑胡椒、鸡蛋3个、燕麦麸2大勺

制作方法：

预热烤箱至180℃，将鸡肉和洋葱末拌匀加入辣椒粉、姜末、香菜末、盐，将鸡蛋和燕麦麸打匀加入其他原料，倒入一个小烤盘中；

在一个大烤盘中加入热水，然后将小烤盘放入大烤盘中再放入烤箱中烤20至30分钟取出切块即可。也可加保鲜膜用微波炉高火5分钟即可。

柠香咖喱鸡

准备：20分钟　烹饪：30分钟

原料：鸡腿2只去皮切块、洋葱50克切末、脱脂酸奶2小罐、姜末1小勺、辣椒粉1小勺、柠檬汁1大勺、咖喱粉2大勺、柠檬皮半只切末、盐和黑胡椒

制作方法：

将鸡和所有原料（除柠檬汁外）放入不粘锅中加盖用文火炖半小时，适当调味，如有必要开盖收汁，最后淋上柠檬汁即可。

姜葱鸡

准备：10分钟（2小时腌制）　　烹饪：15分钟
原料：童子草鸡半只（去皮）
调料：盐、姜30克、葱50克

制作方法：

　　童子草鸡去皮洗净，沥干水分；姜切末，葱切葱花；
　　将葱花姜末和盐拌匀均匀涂抹在鸡表面腌制2小时左右；
　　将腌好的鸡放入盘子上蒸锅蒸10分钟后关火焖3分钟；
　　鸡取出后将上面的葱姜拨下，鸡肉切块，再将葱姜和盘子里的汤汁拌匀后淋在鸡上即可。

香煎猪肝

准备：15分钟　　烹饪：15分钟
原料：洋葱1小个、200克猪肝、盐、黑胡椒、京葱1根、2大勺香醋、百里香1小勺（可用花椒代替）、月桂叶半片（可用2片香叶代替）、洋葱切片、大葱切末、猪肝洗净后切片备用

制作方法：

　　用纸巾蘸少许油涂抹在不粘锅上，放入洋葱用中火煸炒至洋葱变色后倒出备用；

　　将猪肝放入锅中，中火煎2分钟后翻面再煎2分钟，用盐和黑胡椒调味后倒出；

　　将京葱倒入锅中用中火煸炒后倒入醋，加入百里香和月桂叶加热2分钟并不停搅拌，放入猪肝、洋葱加热后即可。

芥末小青龙

准备：15分钟　　烹饪：2分钟

原料：小青龙1只、鸡蛋1只、脱脂酸奶两勺

调料：盐、1小勺芥末酱、1小勺玉米淀粉、料酒、蘑菇粉

制作方法：

　　将小青龙的肉整个剔出，平均切成小块；

　　用干毛巾吸干水分后加入盐，胡椒，蘑菇粉，蛋清，淀粉上浆；

　　（如是速效期由于不能使用淀粉，请省略上浆步骤）

　　将蛋黄，脱脂酸奶，芥末酱，盐，倒入小碗中搅拌均匀制成芥末沙司；

　　将龙虾肉放入已烧开的水中加少许料酒焯熟（1至2分钟左右）捞出，淋上芥末沙司即可。

凉拌豆腐

准备：5分钟　　烹饪：10分钟

原料：皮蛋1只、榨菜50克、香菜20克、虾皮20克、绢豆腐1盒

调料：生抽2大勺

制作方法：

　　皮蛋切成5毫米见方小丁备用；

　　香菜、榨菜切末备用；

　　豆腐切成2厘米见方的块，撒上皮蛋丁、香菜末、榨菜末、虾皮，淋上少许生抽即可。

降火鱼片汤

准备：10分钟　　烹饪：5分钟
原料：鲈鱼1条400克、皮蛋1只、香菜10克
调料：盐、胡椒粉、鸡粉、低脂清鸡汤500毫升、料酒4滴

制作方法：

　　鲈鱼洗净去骨，切成鱼片，锅中放入水，料酒，烧开后放入鱼片焯熟后捞出备用；

　　皮蛋去壳切片，香菜切末备用；

　　锅里加入清鸡汤，少许盐，蘑菇粉，胡椒粉，烧开后放入鱼片和皮蛋，出锅后撒上香菜末即可。

蒜香蒸虾

准备：10分钟　　烹饪：3分钟
原料：基围虾250克
调料：蒜5瓣、盐、胡椒粉、料酒4滴、葱10克

制作方法：

　　虾从头部处用刀片开至尾部2/3处；

　　大蒜，葱切末备用；

　　大蒜末放入锅中炒至金黄色，加少许盐出锅备用；

　　将虾摆盆后撒上少许盐、胡椒粉、料酒和炒好的蒜末、葱花上笼蒸3分钟即可。

马鲛鱼酱

准备：20分钟　　烹饪：20分钟

原料：高汤或者鱼汤1升、马鲛鱼500克、粗海盐、2大勺龙蒿叶或者1小勺芥末、柠檬1个、葱10克

制作方法：

　　葱切葱花，高汤用海盐调味后冷却备用；

　　马鲛鱼洗净放入高汤中用大火烧开后立即关火加盖焖5分钟；

　　将鱼取出后冷却，用刀将剔去鱼皮后将鱼肉剔下；

　　用叉子将鱼肉碾碎；

　　用1个柠檬的柠檬汁和芥末调匀后与鱼肉、葱花一起拌匀；

　　将鱼肉酱倒入小碗后用柠檬片和香菜装饰。

烟熏三文鱼炒鸡蛋

准备：10分钟　　烹饪：10分钟

原料：鸡蛋4个、盐、黑胡椒、50克烟熏三文鱼、脱脂牛奶75毫升、脱脂清爽干酪1大勺(可用脱脂酸奶代替)、葱5克

制作方法：

　　三文鱼切条，葱切葱花备用；

　　将鸡蛋倒入碗中，用少量盐和黑胡椒调味后打匀；

　　在一个平底不粘锅中倒入少许脱脂牛奶后加热，倒入鸡蛋后调中火并不停搅拌直到鸡蛋凝固；

　　关火，倒入烟熏三文鱼和脱脂清爽干酪后搅拌均匀，撒上葱花即可。

燕麦麸蛋糕

准备：10分钟　　烹饪：5分钟
原料：燕麦麸3大勺，脱脂酸奶1小罐，鸡蛋一个，发粉3克

制作方法：

　　将所有原料搅拌均匀后放置5到10分钟后倒入盛器中，放入微波炉，高火3到4分钟即可。

燕麦麸饼

准备：15分钟　　烹饪：6分钟
原料：燕麦麸2大勺、脱脂酸奶2大勺、脱脂牛奶2大勺、代糖1小勺、鸡蛋1只

制作方法：

　　将燕麦麸、酸奶、牛奶、鸡蛋、代糖一起搅拌均匀；

　　用餐巾纸蘸少许油均匀涂抹在平底不粘锅里，然后倒入拌好的面糊中火煎3分钟后翻面再煎3分钟即可。

牛奶蛋白球

准备：20分钟　　烹饪：10分钟
原料：脱脂牛奶250毫升、鸡蛋2个、代糖1大勺

制作方法：

　　鸡蛋取蛋黄加代糖一起打匀，牛奶倒入锅中烧开后慢慢地倒入蛋黄并不停搅拌，开中火继续搅拌防止粘锅直到牛奶蛋羹开始凝固后关火；

　　蛋白打发，锅里放水烧开后，用勺子将蛋白做成球状放入开水中煮，直到蛋白球膨胀后捞出沥干（也可将蛋白球直接放入微波炉中高火加热10到20秒）；

　　待牛奶蛋羹完全冷却后放上蛋白球即可。

速效期1日菜单

早餐

主食：1个煮鸡蛋　　　　　
　　　鸡蛋三文鱼卷
　　　杜坎燕麦麸蛋糕　　　
　　　杜坎燕麦麸饼
　　　鸡肉饼
饮料：1小罐脱脂酸奶　　　
　　　1杯脱脂牛奶　　　　
　　　1杯无糖豆浆

午餐

姜葱鸡
清蒸鲈鱼
咖喱牛肉汤

小吃

魔芋米海苔卷

晚餐

蒜香蒸虾
凉拌豆腐
藏红花乳鸽汤

缓效期食谱

宫保里脊

准备：20分钟　烹饪：15分钟

原料：猪里脊200克、大葱50克

调料：姜5克、蒜5克、干辣椒4个、花椒5克、番茄酱半（大）勺、老抽酱油半（大）勺、鸡蛋清半个、玉米淀粉半（大）勺、香醋半（大）勺、盐、1撮代糖、料酒4滴、胡椒粉、燕麦麸1大勺

制作方法：

姜、蒜切末，干辣椒切小段；

大葱切小段；

猪里脊切丁，加盐、胡椒、料酒、蛋清、半勺淀粉上浆；

肉丁焯水后捞出备用；

将姜末、蒜末、干辣椒、花椒放入锅中煸炒出香味后加入番茄酱、少许水，加入酱油，用盐、代糖调味，放入肉丁和大葱段，撒上燕麦麸翻炒，最后淋上醋即可出锅。

鸡肉拌菠菜

准备：5分钟　烹饪：6分钟

原料：鸡胸肉100克、菠菜400克、熟芝麻20克、姜10克

调料：盐、蘑菇粉、白醋2大勺

制作方法：

将鸡胸肉放在水中煮熟（约6分钟左右），撕成鸡丝备用，姜切末备用；菠菜洗净后用开水烫熟沥干水分，加入鸡丝、姜末、芝麻、少许盐、蘑菇粉、白醋拌匀即可。

牛肉荠菜豆腐羹

准备：10分钟　　　烹饪：15分钟
原料：牛肉糜100克、荠菜50克、豆腐100克
调料：盐、胡椒粉、蘑菇粉、料酒4滴、燕麦麸1大勺

制作方法：

　　姜、荠菜洗净切末，豆腐切小丁备用；

　　将牛肉糜、姜末放入锅中煸炒，加入料酒、水、豆腐，烧开后撇去沫，加盐、胡椒粉、蘑菇粉调味，放入荠菜末，撒上燕麦麸搅拌均匀即可。

蘑菇牛肉丸

准备：20分钟　　　烹饪：20分钟
原料：牛肉馅200克（5%肥肉）、燕麦麸4大勺、蘑菇50克
调料：盐、蘑菇粉、料酒4滴、黑胡椒5克、老抽酱油1（大）勺半、脱脂牛奶200毫升、鸡蛋1个

制作方法：

　　将燕麦麸、黑胡椒、50毫升牛奶浸泡后备用，蘑菇切末备用；

　　牛肉馅加盐、料酒、蘑菇粉、1个鸡蛋，少许水搅拌均匀；

　　倒入浸泡后的燕麦麸和蘑菇再次搅拌均匀；

　　锅里加水烧开后开小火，将肉馅做成肉丸放入水中，开中火烧开将肉丸煮熟后捞出；

　　锅里倒入剩余牛奶、酱油继续用小火熬成浓稠的酱汁后，淋在肉丸上即可。

巴斯克风味炖鸡

准备：15分钟　　烹饪：65分钟

原料：西红柿500克、肉鸡半只、盐、黑胡椒、胡萝卜1根、红椒1个、大蒜1瓣、八角5克、桂皮5克

制作方法：

西红柿去皮去籽切小块，肉鸡去皮切块，胡萝卜去皮切块，大蒜拍碎，红椒切片；

用纸巾蘸少许油涂抹在不粘锅底，放入鸡块用中火煸炒，放入西红柿、胡萝卜、红椒、大蒜、八角和桂皮，加水没过原料，烧开后用盐和黑胡椒调味；

加盖用中小火炖1小时即可。

勃艮弟牛肉

准备：10分钟　　烹饪：150分钟

原料：瘦牛肉250克、高汤250毫升、玉米淀粉1小勺、荷兰芹1小勺（可用香菜代替）、大蒜1瓣、香叶3片、盐、黑胡椒、洋葱1个、蘑菇50克

制作方法：

烤箱预热200度；牛肉切小块，荷兰芹切末，大蒜切末，洋葱切末，蘑菇切片；

用纸巾蘸少许油涂抹在不粘锅底，放入牛肉煸炒后放入烤盘备用；

将高汤倒入锅里，加入淀粉、荷兰芹、大蒜、香叶烧开后用盐和黑胡椒调味；

汤汁变浓稠后倒入放牛肉的烤盘中（汤汁完全没过牛肉），加盖烤1小时30分钟后加入煸炒过的洋葱和蘑菇再烤30分钟即可。

茄汁肉丸

准备：30分钟　　　烹饪：20分钟

原料：猪里脊200克、西红柿2只、鸡蛋清1个、金针菇30克、西芹30克

调料：无糖番茄酱1大勺、盐、低脂清鸡汤300毫升、蘑菇粉、葱5克、姜10克、胡椒粉、料酒4滴、燕麦麸1大勺

制作方法：

西芹、葱姜、金针菇切末；

蕃茄洗净后放入开水锅，烫至外皮开裂，取出撕去外皮切成小粒备用；

里脊剁馅，在肉馅中加入番茄酱、西芹、葱姜、金针菇末、盐、蘑菇粉、料酒、胡椒粉、蛋清、燕麦麸充分拌匀，再分次加入清水，搅打至上劲；

然后做成若干个小肉圆，下入开水锅中，煮至肉圆浮起即可捞出；

锅烧热后放入西红柿丁，翻炒后加水，稍煮一会后放入肉圆，加盐调味，水开后转小火再炖20分钟即可。

鸡肉菠菜色拉

准备：10分钟　　　烹饪：5分钟

原料：鸡胸肉100克、菠菜200克、熟芝麻10克、姜10克

调料：盐、蘑菇粉、白醋1大勺

制作方法：

将鸡胸肉放在水中煮熟，撕成鸡丝备用，姜切末备用；

生菠菜洗净沥干水分，加入鸡丝、姜末、芝麻、少许盐、蘑菇粉、白醋拌匀即可。

菜脯小黄鱼

准备：15分钟　　烹饪：10分钟

原料：小黄鱼4条、西芹50克、萧山萝卜干30克

调料：葱5克、姜5克、生抽2大勺、鸡蛋清半个、玉米淀粉半（大）勺、料酒

制作方法：

　　小黄鱼去头去龙骨，加少许盐、胡椒粉、料酒、蛋清、淀粉上浆；

　　西芹、萝卜干、葱、姜、切成末备用；

　　将小黄鱼片放入开水中加少许料酒烫熟盛盘；

　　将西芹、萝卜干、姜末放入锅中炒香后撒上葱花后盛在小黄鱼片上，浇上少许生抽即可。

葱香三文鱼

准备：15分钟　　烹饪：30分钟

原料：京葱1根、青蒜300克、盐、黑胡椒、三文鱼200克、莳萝1大勺

制作方法：

　　京葱切碎，青蒜切段；

　　将京葱和青蒜放入锅里用中火煸炒20分钟，用盐和黑胡椒调味后平铺在盘子上；

　　三文鱼用盐和黑胡椒腌制，用纸巾蘸少许油涂抹在不粘锅底，将三文鱼皮朝下放入锅里中火煎10分钟，盛出后放在青蒜上面并撒上莳萝即可。

惊喜西红柿

准备：40分钟　　烹饪：20分钟

原料：对虾2只、西红柿2只、干黑木耳5克、干贝5克、南瓜100克

调料：盐、蘑菇粉、胡椒粉、鸡蛋清半个、玉米淀粉半(大)勺、番茄酱半(大)勺、白醋半(大)勺

制作方法：

　　将黑木耳和干贝用温水浸泡15分钟备用；

　　将南瓜切成小块后加水煮15至20分钟后取出，沥干水分，用粉碎机打成南瓜泥备用；

　　对虾去壳挑去沙筋洗净，用干毛巾吸去水分，加少许盐、胡椒粉、揉捏至起黏性后加入蛋清和淀粉搅拌备用；

　　将西红柿用开水烫20秒后剥去表皮，切除底部后用勺将里面肉汁挖出后放在小碗中备用；

　　用锅将水烧开后，加少许料酒，放入对虾肉烫熟取出备用；

　　将泡软的黑木耳和干贝切丝，与西红柿肉汁一起放入锅中，加少许盐、鸡粉、胡椒粉、番茄酱和白醋炒熟后，放入已烫熟的对虾，稍微翻炒后盛出；

　　用小勺将炒好的对虾塞进西红柿壳中，然后将西红柿倒扣在盘子里上笼蒸5至10分钟后取出盛盘。将南瓜泥放入锅中加少许水、盐、鸡粉，烧开至汤汁浓稠后淋在西红柿上即可。

法式炖鱿鱼

准备：20分钟　　烹饪：65分钟

原料：洋葱1个、西红柿2个、大蒜2瓣、红椒1个、八角5克、桂皮5克、小红尖椒1个、盐、黑胡椒、鱿鱼250克

制作方法：

　　洋葱切碎，西红柿切小块，大蒜切末，红椒去籽切片，小红尖椒去籽切末，鱿鱼洗净切片；

　　用纸巾蘸少许油涂抹在不粘锅底，放入洋葱中火煸炒至洋葱变成金黄色加入西红柿、大蒜、红椒、八角桂皮、小红尖椒、加少许水烧开后用盐和黑胡椒调味；

　　用中火加盖焖10分钟后放入鱿鱼加盖继续炖45分钟即可。

金枪鱼蛋糕

准备：5分钟　　烹饪：30分钟

原料：金枪鱼罐头 200克、鸡蛋4只、脱脂酸奶 1小罐、

调料：番茄酱1小罐约100克、盐和胡椒少许、荷兰芹（或香菜）30克（只要叶子，切末）、燕麦麸1大勺

制作方法：

　　所有原料和调料搅拌均匀后倒入一个小烤盘（保证原料厚度在3厘米以上）；

　　在一个大烤盘中加水，把小烤盘放入大烤盘中；

　　放入烤箱（预热 180度）烤30分钟左右（也可放入微波炉加保鲜膜中高火加热8到10分钟），冷却后放入冰箱，冰镇后口味更佳。

金枪鱼黄瓜墩

准备：15分钟　　　烹饪：10分钟

原料：黄瓜2根、水浸金枪鱼罐头250克、8大勺蛋黄酱（详见蛋黄酱制作方法）、盐、黑胡椒

制作方法：

　　黄瓜去皮平均切成4段，用小勺挖去籽；

　　将金枪鱼和蛋黄酱搅拌均匀后塞入黄瓜中间即可。

生菜海鲜色拉

准备：15分钟　　烹饪：3分钟

原料：虾4个、墨鱼50克、扇贝2个、生菜200克

调料：盐、芥末酱1小勺、柠檬汁2大勺，脱脂酸奶1小罐、蛋黄1个

制作方法：

　　虾去壳，墨鱼切丝，扇贝洗净去壳，放入开水中烫至断生捞出备用；

　　将蛋黄、盐、芥末、柠檬半个，脱脂酸奶倒入碗中搅拌均匀制成色拉酱；

　　将生菜、虾、墨鱼、扇贝淋上色拉酱拌匀即可。

酸辣魔芋

准备：5分钟　烹饪：3分钟

原料：魔芋面200克、青椒20克、红尖椒10克、芝麻10克、香菜10克

调料：生抽1大勺、香醋1大勺

- -

制作方法：

　　魔芋面在开水里滚煮3分钟，捞起沥干；

　　红绿辣椒洗净，切成小圆圈，倒入生抽和香醋，拌入魔芋，撒上芝麻和香菜即可。

蒸茄子

准备：5分钟　　烹饪：15分钟(或微波炉5分钟)

原料：茄子200克、香菜20克、芝麻10克

调料：蒜2瓣、葱5克、生抽1大勺、香醋1大勺

- -

制作方法：

　　将茄子切成5厘米长0.5厘米宽的条上笼蒸15分钟至茄肉酥烂(也可将茄子放在微波炉里盖上保鲜膜高火加热5分钟)；

　　将香菜、葱、蒜、切末后与茄子一起加生抽、醋拌匀，撒上芝麻即可。

冰镇番茄浓汤

准备：20分钟　　烹饪：10分钟

原料：西红柿500克、荷兰芹30克（可用香菜代替）、罗勒（九层塔）1小枝、洋葱半只、大蒜1瓣、百里香1小枝、牛至1小枝、盐、黑胡椒

制作方法：

　　西红柿剥皮去籽切小块，洋葱切碎，大蒜切末；

　　将西红柿、荷兰芹、罗勒、洋葱和大蒜用粉碎机打匀制成番茄浓汤；

　　将百里香和牛至切碎后放入浓汤搅拌后加盐和黑胡椒调味；

　　将汤倒入汤碗后放入冰箱冷藏后食用。

酸奶黄瓜

准备：5分钟　　冷藏：3小时

原料：半根黄瓜、盐、一瓣蒜切碎、150克脱脂酸奶

制作方法：

　　黄瓜去皮去籽，切碎撒上盐腌制5分钟后沥干水分；

　　加入酸奶和蒜搅拌均匀放入冰箱3小时候即可。

缓效期1日菜单

早餐

主食：南瓜燕麦麸粥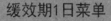
　　　鸡蛋肉松卷 或
　　　魔芋鸡胸荷兰豆
饮料：1小罐脱脂酸奶 或
　　　1杯脱脂牛奶 或
　　　1杯无糖豆浆

午餐

菜脯小黄鱼　　　鸡肉拌菠菜
酸辣包菜　　　　酸菜蛤蜊汤

小吃

金枪鱼蛋糕 或
魔芋鸡肉粽子

晚餐

咖喱鸡肉

雪菜冬笋墨鱼丝

凉拌金针菇

酸辣汤

后记 杜坎瘦身指导网站

杜坎纤食瘦身法的成功，源于使用者们对它的热爱。他们都通过这一瘦身法则成功减重，并不遗余力地将其推广至全球各个地区。许多不知名的使用者与志愿者们在全球各地创建了二百多个相关的杜坎纤食网站、论坛以及博客，他们中的大多数人都是女性。这些人从来没有与我真正相识，但却义无反顾地成为了杜坎纤食瘦身法的传授者与倡导者。

这本瘦身指导书已在意大利、韩国、泰国、西班牙、巴西、波兰、英国和美国等地陆续出版，现在又来到了中国。尽管之前杜坎纤食瘦身法已经在法国取得了空前的成功，但当看到各国媒体的争相报道以及网络上的人们对该方法的热烈讨论时，我依然感到惊喜万分。

自从这本指导书在法国以外的国家出版后，各国记者和医生的来信纷至沓来，他们都迫不及待地想要告诉我他们有多喜欢这套瘦身法，以及他们遵循这一瘦身法后所取得的卓越成果。他们都告诉我，尽管这一饮食瘦身法源自法国而非当地，却能完美贴合本土瘦身人群的特点与需求。

此外，无限量畅享美食的理念更加符合我们的人性本能与自然饮食习惯。每当我们饥饿或口渴时，就该开怀畅食、随心畅饮，直到我们身体告诉我们已足够，这才是达到了自然的生物平衡。同时，当饥饿或口渴的生理需求与我们的心理、情感上的需求或冲动相互结合之后，则会变得更为强烈。因此，当我们面对美食时，就能充分明白需要计算卡路里并严格限制饮食量的瘦身法完全违背了我们的天性。

· 有关卡路里瘦身法的最终建议 ·

作为一名医生及营养学专家，我在帮助人们抵抗超重和肥胖问题这一领域拥有长达35年的专业经验。我坚信，全球无数人在与体重问题苦苦作战后依然无功而返的主要原因之一，正是因为卡路里瘦身法难以奏效。

从理论上来说，卡路里瘦身法确实是最符合逻辑的节食法，但从实践的角度出发，此类瘦身法实在无法令人恭维。为什么这么说？因为这种瘦身法的作用原理与超重人群的心理需求背道而驰。卡路里瘦身法完全基于理性的数字，而忽略了减重者的情感、情绪、喜悦，以及他们寻找感官满足的迫切需求。

卡路里瘦身法常常会告诉我们，其实我们平时吃得太多，或者摄入了过多不健康以及太过肥腻的食物。话虽如此，但它并没有告诉我们为何会形成这种饮食习惯。卡路里瘦身法同时也宣称，我们之所以发胖，是因为我们摄入了太多的卡路里。如果我们能减少从食物中摄取的卡路里，就自然能逐渐减轻我们的体重。因此，我们必须整天费神地计算，以确保我们所摄入的热量没有超出每天1 800卡路里或600卡路里等等的限额。

当人们使用卡路里瘦身法来管理体重时，将会发生怎样的情况呢？让我们一起来问问那些有过亲身经验的人们：他们一直以来都不去关注自己吃了什么，并因此逐渐发胖，突然有一天，你要求他们严格计算和限制自己所摄入的卡路里，并将这一习惯维持终生……

为了维护这种违背人类天性的瘦身法，卡路里饮食法的支持者们高举起了"平衡"的旗帜，告诫人们必须学会平衡饮食。但是，如果超重人群真能自觉坚持平衡饮食，就根本不会遭遇体重问题。在从事这一职业的35年内，我从未见过任何人希望自己变成一个贪吃的大块头或肥胖患者。有些人之所以会变胖，正是因为他们难以克制自己的食欲。要求这些人每天只摄入900卡路里，势必会让他们感觉备受困扰和折磨。

因此，卡路里瘦身法难以常常无法真正奏效，但仍在使用此类饮食法的人们往往不愿意承认他们的失败。此外，坚持减少和计算卡路里摄入的饮食建议从根本而言无法帮助我们稳定减重成果。

卡路里饮食若不能与严格、有效的监控相结合，就会逐渐走向失败。而我也衷心希望那些自觉遵守饮食计划，严格控制卡路里摄入的极少数人能尽快摆脱这种过于严苛的自我约束所带来的无形压力。

· 并非所有的瘦身指导网站都行之有效 ·

在上世纪九十年代后期，各类提供减重指导、帮助人们实行健康饮食及运动计划的网站层出不穷。

身为国际预防治疗肥胖症协会会长，我曾应美国分会成员之邀，前往当地了解这一颇具前景的领域发展的最新状况。我在美国遇到了与我从事相同事业的朋友，与他们一同研究了美国最大的在线减重指导网站的所有细节，同时也与网站的推广及公关团队进行了交流。我们一起研究了各个最受欢迎的在线减重指导网站的主页，这些广告横幅上都宣传自己能够提供由专业人士特制的"个性化、互动化"减重指导服务。

我们发现事实并非如此。没有一个瘦身网站能够提供真正的个性化服务，更别说互动了。我们发现这些网站均采用标准化的一刀切方法，并以此来为网站的订购者提供服务。这些网站确实会在每一天向其用户发送一系列看似精美的有用信息、食谱、运动方案以及减重提示，但他们并没有提供任何专门针对个别用户的个性化方案及服务。

例如，一对夫妻于同一天参加了在线减重计划，无论他们的年龄、性别及体重存在多大的差异，他们将会在每天收到相同的指导方案。

除此之外，如果网站给出相关的指导信息，却不能对其实际产生的结果进行评估，那指导的意义也就不复存在了。我认为，减重指导及监督的关键意义就在于，您可以在一段时间之后告诉您的医生或营养专家："我遵循了您的指导建议，现在我成功了，我的减重使命圆满完成了！"

· 怎样才算是理想的减重指导网站 ·

回到法国后，我决定自行创立一个符合这一理念的减重指导网站，我理想中的网站应该是能把合理的减重方法、最具效力的"减重武器"、趣味的吸引力结合在一起，为减重人群提供专业营养师般的直接互动交流，并且不受服务人数的限制，能够真正为成千上万甚至数百万名受肥胖困扰的人们提供个性化减重指导专业服务。

为了实现上述目标，网站应具备以下功能：

•专业服务。由专业医生及营养学专家设计并负责运作的减重计划。

•个性化服务。为会员提供减肥动力和专业指导的网站服务团队必须清晰地了解到他们正在与谁对话，并确切地了解该名会员的实际需求。

•互动服务。网站需要与会员进行双向对话，听取会员的反馈，而非单方面提供大量的信息。

•每日服务。

在2000年至2004年间，我与一支由32名专业医生组成的团队合作，在三个人工智能与互联网技术专家的指导下，为一名肥胖读者撰写了一本电子书。在包含154个问题的网上问卷基础上，我们深入探索并分析了减重者的体重状况及个人情况，有针对性地提供了独特的减重解决方案。

至此以后，我觉得完全可以将这一宝贵的专业技能和减重指导合二为一，并在指导过程中通过直接沟通，实现真正意义上的有效监督。这就意味着，我们可以在指导过程中告诉被指导者：

"你知道我是谁，我也充分了解你是谁以及你的需求；在日复一日的有效沟通中，我将会帮你尽快实现你的目标，并尽可能减少你在整个过程中所遭遇的挫折感。"

于是，我怀着一个坚定的信念，开始了一项全新的计划。我的信念就是：如果我的这一计划取得成功，一个长期而有效的全新减重武器将会诞生，帮助全球各地的人们在防治肥胖这一非传染性慢性流行病的道路上更进一步。

因此，我再次召集了先前与我合作的那32名专业医生，以及

3位IT专家，共同组建了项目团队。之前所获得专业经验为我们提供了莫大的帮助，但在过程中我们也发现，提供直接专业指导在操作上的局限性为我们的工作增加了更多难度。

我希望能构建一个完善的系统，让我每天能够监督管理会员们的减重进程，并根据他们的诱惑来源、差旅情况、生理健康、商务宴请习惯、个人承压能力和弱点以及动力来源等，为我提供的减重计划进行相应调整。

我认为，减重计划的专业顾问在每天晚上接收并查看来自会员的反馈报告具有极为重要的意义。只有这样才能帮助我们全面了解会员对减重指导的遵循情况，并在疗程的每一天内给予他们及时的反馈、更正意见、赞扬以及适度的提醒帮助他们持续有效地减轻体重，向着自己的"理想体重"稳步前进。

·新一代瘦身网站：实时在线指导·

为了实现这一目标，我们创建了一种独特的沟通方式——每日互动电邮系统，并为此申请了专利。这个系统就好比一个互动的循环沟通回路，每天一早，我把我的指导意见发送给每一位用户；每天晚上，用户向我发送当天的反馈报告，然后我根据他们的反馈信息准备第二天的指导意见。

这种对网站用户的每日互动监控从加入纤食计划后的第一天就开始了，而且一旦开始，就会持续给用户指导。

然而，我希望这种监控在最终的永久性稳定期内亦能得到延续，因为只有在这一阶段内，我们才能知道会员的减重成果是否得到了有效的维持。医学研究证明，人们在一生中一旦有过体重增长超过18磅的经历，其自身的体重"设定点"就会发生变化。而帮助他们预防体重再次反弹的唯一方法，就是坚持采用效果持久且轻松易行的保护措施。

根据我长期以来为肥胖人群提供专业指导的经验，我确信他们中的大多数人之所以无法有效地控制体重，正是因为他们一旦在生活中遭遇难题，就倾向于用食物来安抚自己的情绪。而这些"艰难时刻"，恰恰是肥胖人群最需要专业的指导建议来帮助他们确认自身意义和建立自信的时刻。正确的建议有助于他们树立起积极的自我形象和自尊，这是他们能否坚持减重的关键所在。

除了每日的互动电邮以外，我还决定在每天安排1小时的聊天环节，亲自为参与计划的男女老少们解答他们在减重过程中所遇到的各类问题。

其实，他们中的绝大多数人都知道问题的答案究竟是什么，他们真正需要的，就是提问以及被倾听，以此获得他们赖以支持的外在意志力。

▪减重停滞期：导致饮食瘦身法失败的首要原因▪

与其他任何瘦身法一样，在杜坎纤食瘦身法中，有一个失败风险高于其他任何时候的挑战期。这一时期出现在疗程的第二阶段——缓效期中。

我好不容易减掉了1.5磅，第二天又增加了相同的重量，不管我怎么努力，体重就是在原地徘徊。我感到很绝望，医生，我该怎么办？

在此类高风险时期，减重者的努力无法为他们带来显而易见的减重成果，因此大家都把这一阶段称为"减重停滞期"。

减重停滞期可能由多种不同的原因所导致。有些人可能违反了自己的纤食计划，却没有在当天晚上的反馈报告中予以说明；有些女性会员在例假前可能会出现体内水分滞留，进而影响她们的减重效果；另一些人则可能食用了过多的盐分但饮水不足或饮用了太多钠含量较高的气泡水；还有些人可能正在服用治疗关节炎或缓解背痛的消炎药或正在服用抗抑郁药或止痛药，这些都会导致减重效果不甚明显。

还有一些人，他们曾经尝试过多种不同的饮食瘦身法，体重反复减轻、反弹，进而导致他们的代谢系统所需要的能量大幅降低，并导致他们的身体对节食产生一定的抵抗性。有些人可能会在纤食疗程中出现便秘，他们会在短期内因体内废物无法顺畅排出而出现体重的增加。围绝经期的妇女正处于一生中体重增长风险最高的时期，因为她们的代谢明显减慢。最后，持续时间最长且最难克服的减重停滞期往往是由甲状腺功能低下所导致，如果怀疑是此类原因，就因迅速就诊并接受治疗。

人们在这些最容易导致其放弃减重的高风险时期，自然会希望有人能够倾听他们的问题，并鼓励他们继续保持信心。这就是专业指导和个性化监控发挥其作用的最佳时期。我们必须帮助会员找到减重效果停滞的原因，向他们解释，让他们理解和接受这些原因，并尽一切所能帮助他们突破这些瓶颈，回归到积极有效的减重进程之中。

我们可以根据您的个人需求，穿插数天速效期饮食，增加或减少流质的摄入。我们也可能会要求会员暂停食用过咸的食物，适当增加运动量，每天增加20至60分钟不等的步行时间，采用温和的润肠产品或空腹饮用富含镁元素的矿物水来缓解便秘，增加一些腹肌塑型练习。

在减重停滞期内，您必须学会坦然面对这段时间，把它当作您的朋友。您必须认识到，体重不再增加本身就是一大成功。如果在这个最容易放弃的时刻弃械投降并开始食用您不该摄入的各类食物，只会让您重新回到原点并有可能增加更多的体重！

坚持食用三天纯蛋白质食物，两天后你的体重就会再次下降。

当人们开始产生怀疑并渐渐抵挡不住美食的诱惑时，他们期待无非就是一句承诺、一个阶段、一个里程碑、一分希望，以及一些坚定可靠的专家意见。

·体重、文明和幸福感·

肥胖是当代人类文明所孕育的一大疾病。我坚信，互联网将为我们防治肥胖问题开辟全新的未来，并因此创建了一个互动减重指导网站。

我对杜坎纤食瘦身法充满信心。我在许多肥胖患者的身上使用这一方法，并进行了全面的测试。数百万人阅读了您手上的这本指导书，并因此成功减轻了体重。他们中的许多人成功有效地稳定了自己的减重成果。

遗憾的是，也有许多人未能成功地减轻体重。有些读者因缺乏动力而不愿尝试这一全新的方法，有些人则半途而废，更有些人在成功减重后无法坚持他们的减重成果。

想要在抵抗超重和肥胖问题的战斗中取得货真价实的全面胜利，光凭一个有效的方法还远远不够。我们不仅需要提供切实有效的瘦身法则，更需要那些渴望减轻体重的人们坚持遵循这一法则。

减重绝非易事。对绝大多数人而言，减重无疑是一次严峻的考验。此时此刻，我不会向大家过多地讲述我的幸福感理论，以及如何理解和实现这一理论。我的幸福感理论是从与许多肥胖患者进行紧密的接触和交流后逐渐产生的，患者们出于信任，开诚布公地向我讲述自己的生活，而我适时地为他们提供所能给予的帮助。我清晰地感觉到，过度饮食往往是因为人们在生活中暂时或长期缺乏自我满足感。他们通过饮食寻找满足感，同时也清楚地知道这将会使他们逐渐发胖。

我认为，人们与他们的食物、自我形象、体重以及自尊之间的关系完全可以通过他们的原脑结构及其运作方式来解释。

人脑中最原始的部位就是下丘脑，它的功能虽然简单却无比重要，那就是，确保我们生存所必需的那些行为，其中包括饮食、战斗、繁衍后代，生活，以及与他人进行合作。

为了实现这一功能，下丘脑采用了两个极为重要的控制中枢，其中一个用于控制奖励和喜悦，而另一个则用于控制惩戒和不适，此类结构在原始的物种，如爬行动物中已有存在，因而也常常称为"蜥蜴脑"。所以说，我们和古老的冷血动物一样，有着一些原始的冲动，我们都喜欢并倾向于享受喜悦的感觉，并尽一切可能避免痛苦和不适。

使用过度饮食来缓解不适或痛苦情绪的肥胖患者需要一种有效的策略，帮助他们把种种不快感接入到愉悦感循环中去。

让我来解释一下，当您尝试减轻体重，并因此放弃了那些能让您感到无比喜悦的美食体验时，就会产生一种消极或烦恼的情绪。然而，当您在第二天起床后发现自己减轻了0.5斤体重时，您的身体就会作出愉快的反应，让您感觉心满意足。事实上，您使用一种喜悦感，来战胜了另一种不愉快的感觉。希望由此诞生，在您和美食的诱惑间树立起了一道防御的屏障，驱使您在减重瘦身的道路上不断前进。

然而，为了让自己在减重的道路上不断前进，就必须始终保有减下体重的喜悦感。最理想的状态就是，您可以向另一个人讲述您所取得的进展，而这个人又会与您一同分享成功的喜悦。来自他人的祝贺话语会把前一天的满足感与第二天天早晨的成就感和喜悦感紧密地联系在一起。

只有这种积极的循环反馈，才能真正称得上是一对一的贴身减重指导；也只有互联网，才能帮助我们在同一时间内向数百万人提供此类服务。正因为如此，我于2008年5月在法国正式成立了这一专业瘦身指导网站，它凝聚着我的自豪与喜悦。此后，我陆续在6个国家成立了相同功能的网站，以及一个拥有数百万用户的在线社区。

· 我的在线指导实践方法 ·

★ 第一步——计算您的理想体重

当您访问杜坎纤食瘦身法官方网站的主页时（www.dukandiet.com），您一眼就会见到我们的"理想体重"计算器。

正如我先前所说，您的"理想体重"是您可以实现并终生维持的健康体重。我曾见过许多的患者，他们盲目追求不切实际的体重目标，并因无法实现而感到挫败，最终放弃了他们的努力。事实上，他们当时已经实现了完全"正常"的体重目标。每个人的正常体重各不相同，但每个人都拥有属于自己的正常体重，那就是您的"理想体重"。理想体重应怎样计算？

---

1. 年龄。随着年龄的上升，我们的体重也会随之增长。20岁过后，我们的体重会以每十年数磅的速度持续上升。女性通常每十年增长1.59斤，男性则会增长2.36斤。

---

2. 性别。女性对体重增长的容忍度往往低于男性，我在计算时考虑到了这一点。

---

3. 除了怀孕期之外，您成年后迄今为止的最高体重。您的身体有着自己的生物记忆，它会记得您曾经的最高体重。

---

4. 您20岁以后的最低体重。我把最高体重和最低体重之间的差值称为"体重范围"。例如，如果您的最高体重为171斤，而您的最低体重为116斤，那您的体重范围就是55斤。

⑤您希望达到的目标体重。 您所期望的体重目标越具有挑战性（哪怕您心里并不确定自己能否实现并维持这一"理想"体重），就越有可能无法接受自己的"合理"体重。

⑥您的"稳定"体重。 您迄今为止保持时间最长的体重。这个体重或与之相近的体重，是您的身体最为适应并倾向于长期保持的体重。

⑦遗传因素。遗传因素的影响是否很大，还是一般，或完全不存在？其实如果您的家人都属于易胖体质，那您最好不要为自己设定不切实际的、过低的体重目标。这样只会让您苦苦纠结于自己无法实现的超现实目标。

⑧您怀孕的次数。理想体重与您所生育的子女人数也有很大关系，多生一名子女会使她的理想体重上升2斤。

⑨您的骨架密度。骨架重的需要在总数上增加 x，骨架轻的则需要在总数上减去 y。

▪就您的目标体重达成共识▪

接下来，我们会对我们双方的目标进行比较，也就是比较您想要达到的体重与我认为您最有希望达到并长期保持的"理想体重"。

最理想的情况就是我们的目标相同或相差不远，然而在大多数情况下，这一点很难实现。

肥胖患者或网站用户很少会提出高于自己理想体重的减重目标。如果您的目标高于我们所计算的理想体重，我将因此而感到欣慰，因为您极有可能达到并维持健康的目标体重。

我不会监督和帮助任何人实现无法维持的减重目标，因为饮食瘦身法失败的最主要原因之一，就是人们试图将体重减到不切实际的超低水平。通常，网站的用户都会选择信任我并接受我为他们计算的理想体重。

有些人会在接近目标体重的时候，要求我适当减低他们的减重目标。在少数情况下，我会同意将他们的减重目标调整2斤或更多，并对他们的减重进程进行重新评估。

有时候，人们无法正确认识自己的体形状况。这时他们就无法通过减重把负面的自我认知调整为积极正面的看法；当无法实现自己心中的最理想目标时，负面情绪则将更加严重。

· 杜坎纤食瘦身法及其四阶段简介 ·

一旦确定了理想体重后，您将会收到以下疗程安排：

★ 速效期

"如果您决定从今天开始减重，您将会从疗程的第一天起进入我们的速效期阶段，这一阶段一般持续数日，具体时间取决于需要减轻的体重以及您的个人情况。"

> 例如
>
> 一名40岁的女性会员，身高165厘米，当前体重70公斤，理想体重60公斤，需要减轻10公斤体重。杜坎纤食瘦身计划将为她设定为期4天速效期，总共减轻约3.6斤体重。

★ 缓效期

"从疗程的第五天起，您将进入第二阶段——缓效期。这一阶段的持续时间取决于您总共需要减轻多少体重。"

以先前的女性会员为例，缓效期总共将持续8周。如果您是她的话，您将在8周后总共减轻22斤体重，您将在一开始计算得出的预期减重成功日当天实现自己的理想体重。

我们的网站在最初三年内的统计显示：

- 70%的纤食疗程参与者在预期日当天达到了他们的理想体重。

- 25%的纤食疗程参与者在预期日之后的1周到3个月内达到了他们的理想体重，具体时间长短取决于他们所遭遇的困难。

- 5%的纤食疗程参与者未能成功或中途擅自放弃了计划。

这一成功率与医疗营养界的现状，特别是2/3的肥胖患者在尝试并遵循4种以上减重饮食法后完全无法取得成效这一说法形成了鲜明的对比。

★ 巩固期

当您在缓效期达到自己的理想体重后，您将在次日收到一封全新的电子邮件，欢迎您进入纤食疗程的又一新阶段——巩固期，您在之前的两个阶段中每减轻1斤体重，就必须在这一阶段坚持5天。

让我们回到先前的例子，如果您在前两个阶段中减轻了22斤体重，就需要在这一阶段坚持110天，以"巩固"您所获得的减重成果。

从今往后，您只需要通过以下三步举措，就能持续巩固和维持您的减重成果：每周四纯蛋白质饮食、避免使用电梯和自动扶梯，以及每天食用3汤勺燕麦麸。

★ 稳定期

巩固期结束后，您将进入纤食疗程的第四阶段——稳定期。这一阶段的成果将会终生维持。稳定后的理想体重即能表明该名肥胖患者已被"治愈"，进而可以从体重问题统计数据中彻底删除。

网站的稳定期指导疗程将从巩固期结束后的次日开始。指导包括每周两次的监控，即每周四纯蛋白质饮食指导电子邮件，以及每周一的第二封电子邮件，帮您管理"其余6天的自由饮食"。稳定期的各项指导如何进行？

首先，我会亲自参与每周两次的指导并开设每日在线私人聊天环节。

持续监督，密切关注并监控会员的体重增长情况，一旦发现会员的体重超过警戒线，警告系统将立即通知我们尽快采取相应的举措。只要您出现1%的体重增长，我就会立即向您提供全新的应对措施。

以成功减重22斤的女性会员为例，对她而言，1%的体重增长相当于增长2斤。我将根据她的实际体重增长情况，为她提供更多的监督和鼓励，帮助她减轻多余体重。我们这样做的目的，是为了帮助您尽快恢复对体重的掌控。及时减轻最近增加的体重，往往要比减轻长期累积的多余体重容易的多。

接受您的理想体重并加入减重计划

一旦您了解了自己的理想体重以及整个疗程，即可在线加入我们的纤食指导。正式加入后，您将立即获得以下2个超级有用的工具：您的减重建议报告以及您的"纤体公寓"。首先，我将为您介绍一下综合报告。

您的减重建议报告

为了帮助我们制订此份建议报告，我们需要您在参加纤食指导后，回答我们的80个详细问题。我们将根据您的答案，确定您在体重控制方面的弱点、优势，以及与体重相关的习惯和行为模式。

此后，您将收到一份长达20页的私人综合减重报告。我建议您与您的医生分享此份报告。这份综合报告可以帮助您进一步了解您的现状，以及如何根据您的个人情况，正确采用杜坎纤食瘦身法。

您的"纤体公寓"

您的"纤体公寓"是一个私密、安全的虚拟空间。您可以在公寓中找到各种能帮您有效减轻体重的工具和指导方案。

您的电冰箱，其中包含100种适用于速效期和缓效期的生鲜食材，包括72种蛋白质食物和28种蔬菜，并为您详细说明了每一种食物的营养价值。只需轻轻一点，即可全面了解您所选择的特定食物。

您的储物柜，其中包含58种杂货类食品，这些食品将对您的纤食计划形成补充，其中包括罐装的鱼类、烟熏类产品、醋、芥末酱、茶叶、燕麦及麦麸、各种酱汁、香料、低脂可可、玉米粉，等等。购物前请先查看一下您的橱柜。

您的餐厅，桌上放着一本厚厚的书，其中包含了我们为网站用户精心准备的上百份最受欢迎的食谱。如果您是一位富有创意的烹饪达人，我们非常欢迎您将自己创作的纤食食谱发送给我们，我将亲自答复您的邮件并为您送上一份惊喜好礼。

您的客厅，其中包含：
- 参与聊天环节的通道，点击即可参加我的在线私人聊天环节。
- 您的图书馆，您可以在这里找到并查看各类主要的国际减重瘦身法书籍与瘦身法则。

您的健身房及其所提供的20段健身视频，每段视频均适用于不同的肌肉区域，包括胸肌、三角肌、腰腹肌和臀肌，等等。如需获得进一步的塑形效果，您可以在完成每日必须的运动项目以及我每天早上为您发送的运动指导的基础上，从这些视频中选择相应的练习方法作为补充。

▪ 鼓励会员尽情享受精彩生活 ▪

很久以前，我们就知道定期运动有助于刺激人脑释放内啡肽（又称安多酚），让我们的身体更具活力进而产生喜悦感。

现在，我们发现，运动的重要性其实远不止这些。运动有助于人体释放多巴胺和血清素，这两种神经传递素能帮助大脑保持最佳状态。

多巴胺有助于提高人体的生命力和动力，让我们感受到生活的美好与喜悦，燃起我们尽情体验和享受生活的愿望，推动我们制定计划并着手执行。

血清素可以让我们对生活充满喜悦和满足。

近期的大量研究显示，对严重的抑郁症患者而言，运动的效用绝对不亚于大多数有效的抗抑郁药。这点对于肥胖人群而言尤为重要，因为肥胖人群产生抑郁的可能比普通人群高出二至三倍。

▪ 杜坎纤食瘦身法专业指导服务 ▪

我想要再次重申，我的专业减重指导网站及其所提供的服务之所以与众不同，是因为我们会把每一名会员当作一个独立的个体，与其进行个性化的联系和对话。此外，我们会通过每日对话为您的减重进程提供支持。您在每天晚上的电子邮件中告诉我们一天的情况，我会在第二天早晨回复邮件，根据您的特定需求，为您提供当天的减重指导。

在我发出的第一封电子邮件中，我会为您讲述整个疗程的大致情况，根据您的个人情况，为您说明四个阶段所包含的内容。

在第二封电子邮件中，我将为您做好速效期的各项安排，并确定速效期的实际天数。

随着疗程的继续，我会在您陆续进入其他三个阶段时，为您发送相应的电子邮件，解释各个阶段的目的以及你我在这一阶段中的期望目标。

同时，您会在每天早晨收到包含指导建议的电子邮件。这些指导建议都是根据您在前一天晚上所提供的反馈报告制定而成。

·您每天晚上的反馈报告至关重要·

您每天晚上向我提供的反馈报告中所包含的信息就好比我的眼睛和耳朵。没有这些信息，我无从得知您对减重指导的执行情况，也将无法为您提供最有效的帮助。您所需提交的反馈报告其实非常简短，只需点击六下，即可轻松完成。

---

1. 您当天的体重。

2. 您可能摄入的任何违规食物，并根据违规程度进行评分。您只需点击预先规定的食物类别，如面包、熟食肉类、蛋糕、脂肪、酒精、巧克力等等，即可完成这一清单。此后，如果您在某一天发现自己持续下降的体重曲线突然出现反弹，只需点击当天的体重，即可查看导致您体重意外上升的食物类别。

3. 您的动力——您可以按照1至5的评分标准（从极度兴奋到想要放弃），对自己的动力进行评估。

4. 您的运动情况报告。

---

5 您的挫败感，同样按照1至5的评分标准进行评估。

6 您当天最想食用的食物类别。如果您无法压抑对某种食物的渴望，我将为您推荐相应的替代食物，帮助您继续实施减重计划。

随后，我便可以根据您所提供的以上6类信息，为您制定相应的对策和减重指导，并在第二天早晨发送给您。这就是我叮嘱各位千万不要忘记提交每晚报告的原因所在。

· 每天早晨的减重指导电子邮件 ·

您每天早晨收到的电子邮件中包含来自我的个人讯息，由以下三个部分组成：

您的饮食指导
您的运动指导
意志力支持

★ 您的饮食指导

您的饮食指导中包含多种早餐选择、三种午餐选择、三种晚餐选择，以及一份点心和两份菜单（一份基本菜单和一份详细菜单）。如果您对其中的食物并不满意，可以随时登录我们的网站，在大量食谱中任意挑选，或选择您曾经喜欢的某一份菜肴。

★ 您的运动指导

您的运动指导中包含每个阶段所必需的步行项目（速效期20

分钟、缓效期30分钟、巩固期25分钟，以及稳定期20分钟）、四项基本的运动，以及您需要培养的减重习惯。运动指导中还包含一项可选项目，具体内容取决于您的疗程进展、您的体重以及您的习惯培养情况。

★ 意志力支持

我会在疗程中的每一天为您提供意志力支持，我会对您在前一天的表现和您的体重给予反馈，并就您的违规行为或自我控制提供相应的解决方案。

如果一切进展顺利，我将会直接告诉您。我会与您分享您为我带来的满足感，并鼓励您继续前进，确保您在减重的道路上每前进一步，就会渴望迈出更大的一步，获得更为显著的进步与成功。

如果您在减重过程中出现一次或多次违规行为，您必须通过网站上的特定渠道据实报告，并根据从轻到重的等级标准进行评分。如果您在某一天没能抵挡住美食的诱惑，我必然会在第二天要求您对此进行补偿，向您提出更为严格的饮食要求并增加当天的运动量。

★ 突破减重停滞期

大多数网站用户的减重情况显示，他们都会在不同的时候遭遇减重停滞期。

所谓减重停滞期，就是会员按照我的指导方案进行减重的过程中，出现体重停滞无法下降的瓶颈期。他们甚至有可能增加几斤体重，这种情况确有发生。如果这种情况出现并持续了1～3天，它并不会对您造成很大的影响。但持续时间一旦超过5～6天，就会使您感到困惑，因为您无法确定停滞期的出现究竟是因身体情况所致，还是纤食疗程失效所致，并有可能会被随心所欲吃东西的强烈渴望所打倒。

此时此刻，鼓励变得尤为重要！有时候，您只要听到一句鼓励的话，就会继续坚持1～2天，并迎来体重的再次下降。只要您坚持不放弃，就能突破您的身体对减重的抵抗。然而，这个突破点何时到来，没有人能准确预测，成功的关键就在于您是否具有永不妥协的坚强毅力。

在停滞的艰难情况下，有时需要采取必要的举措来推动减重的继续进行。在此类情况下，我可能会建议您展开"闪电行动"：在疗程中增加3～5天的速效期纯蛋白质饮食，大幅增加饮水量，严格限制盐分的摄入，每天坚持步行60分钟，并使用适当的植物排毒剂，让逐渐迟缓的减重引擎再次启动，全速前进。

★ 我的每日聊天环节

每天，我都会亲自在线，回答会员的各类问题。许多女性营养学家与我一同协作，帮助我回答并非向我个人提出的常见问题。

肉食面食均可
随心吃

老公减肥食单

（日）柳泽英子——著

郭雅馨——译

青岛出版社
QINGDAO PUBLISHING HOUSE